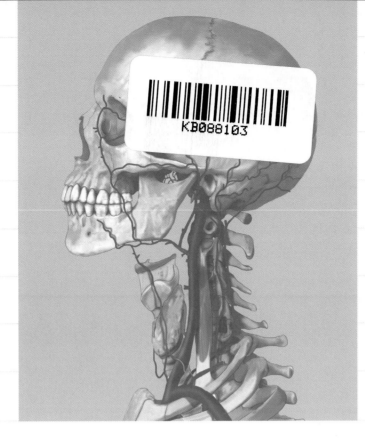

사람해부학실습

PRACTICE OF HUMAN ANATOMY

MEDICAL
ST★R 메디컬스타

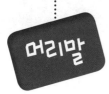

사람해부학은 의학계열을 비롯한 보건계열, 간호계열, 보완대체 및 체육계열 등 인체와 관련된 다양한 분야에서 가장 기본이 되는 영역으로 매우 중요한 기초학문의 하나로 자리잡고 있다. 특히, 사람해부학은 인체에 필수적인 이론도 매우 중요하지만 이와 더불어 인체에 대한 이론적 지식을 확인이나 뒷받침해 줄 수 있는 학습방법 또한 이에 못지 않게 중요하다. 따라서 이같은 목적을 위한 방법의 하나로 실제 해부실습을 통한 이론적 지식의 확인이 필수적임은 물론이거니와, 이와 더불어, 자세한 인체도보를 통해 인체구조를 입체적으로 능동적으로 익히는 학습방법이나 또한, 중요한 각 기관이나 장기에 대한 문제제시에 의한 질의응답에 의한 반복적인 문제해결 학습방법이 필수적이다. 본 실습서는 위와 같은 목적을 위한 일환으로 일반실습서와는 달리 인체의 조직과 장기의 구조를 하나씩 직접 그려 제작함으로서 알기쉬우면서도 자세하게 도보화 하였을 뿐만 아니라 꼭 알아야 할 중요 부분에 대해서는 문제를 통한 질문답변을 유도함으로서 보다 인체를 정확하면서도 자세히 이해할 수 있도록 하였다.

앞으로 미비한 부분은 더욱 첨가 보완하여 내용이 보다 알차고 충실하게 될 수 있도록 끊임없는 많은 지도와 편달을 바란다. 끝으로 어려운 환경속에서도 기꺼이 출판을 위해 많은 도움을 주신 출판사 사장님을 비롯한 직원 선생님 모두에게 감사드린다.

2020년 6월

감수 일동

차례 Contents

4

제1장

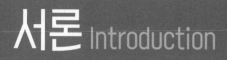

서론 Introduction

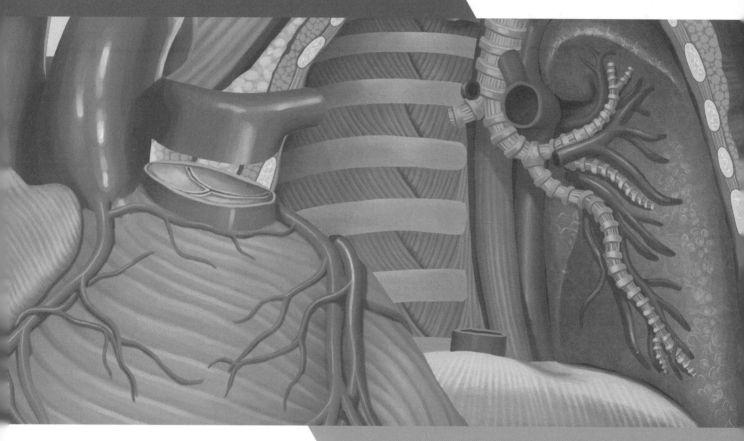

해부학적 자세에서 사람의 단면과 용어
Terms & planes of the body in anatomical position

다음 그림에서 질문에 맞는 답의 번호를 기입하시오.

1) 해부학적 자세에서 인체를 전.후로 나누는 단면은?

2) 인체의 이마면과 시상면에 직각인 단면은?

3) 몸통에 가까운 부위를 나타내는 방향어는?

정답 : **1.** 2   **2.** 11   **3.** 9

인체해부학 실습

정답

(1) Anterior(앞; 전)

(2) Frontal plane(이마면; 관상면)

(3) Distal(먼쪽; 원위)

(4) Inferior(아래; 하)

(5) Lateral(가쪽; 외측)

(6) Medial(안쪽; 내측)

(7) Midsagittal plane(정중시상면)

(8) Posterior(뒤쪽; 후)

(9) Proximal(몸쪽; 근위)

(10) Superior(위; 상)

(11) Transverse plane(가로면; 수평면)

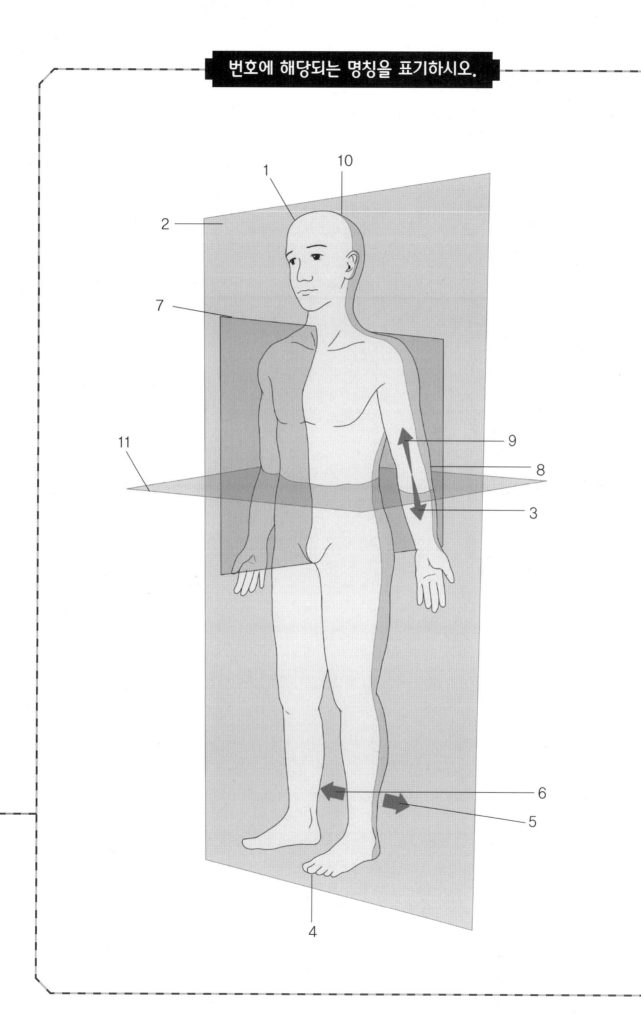

02 세포와 소기관
Cell and Organelle

다음 그림에서 질문에 맞는 답의 번호를 기입하시오.

1) RNA를 합성하는 곳은?

2) ATP를 생산하는 곳은?

3) 염색체를 형성하는 것은?

정답 : 1. 13 **2.** 11 **3.** 4

정답

(1) Agranular endoplamic reticulum(매끈세포질 그물)
(2) Cell membrane(세포막)
(3) Centriole(중심소체; 중심체)
(4) Chromatin(염색질)
(5) Cytoplasm(세포질)
(6) Golgi apparatus(골지체)
(7) Granular endoplasmic reticulum(거친 세포질그물)
(8) Lysosomes(용해소체)
(9) Microtubule(미세관; 미세소관)
(10) Microvilli(미세융모)
(11) Mitochondria(사립체; 미토콘드리아)
(12) Nuclear membrane(핵막)
(13) Nucleolus(핵소체)
(14) Nucleus(핵)
(15) Peroxisome(과산화소체)
(16) Plasma membrane(형질막; 원형질막)
(17) Ribosomes(리보솜)

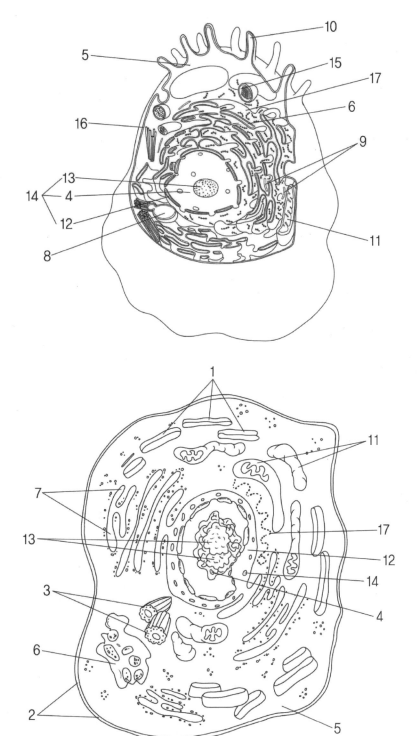

다음 그림에서 질문에 맞는 답의 번호를 기입하시오.

1) 허파꽈리를 형성하는 상피는?

2) 내장을 형성하는 근육세포는?

3) 염색체 조성이 22+x 로만 이루어진 세포는?

정답 : 1. 5   2. 4   3. 3

정답

(1) Bone cell(뼈세포; 골세포)

(2) Nerve cell(신경세포)

(3) Ovum(난자; 난모세포)

(4) Smooth muscle cells(민무늬근육세포; 평활근세포)

(5) Simple squamous epithelium(단층편평상피)

(6) Simple cuboidal epithelium(단층입방상피)

(7) Simple columnar epithelium(단층원주상피)

(8) Pseudostratified columnar epithelium
   (거짓중층원주상피; 위중층원주상피)

(9) Sperm(정자)

(10) Striated muscle cells(가로무늬근육세포; 횡문근
   세포)

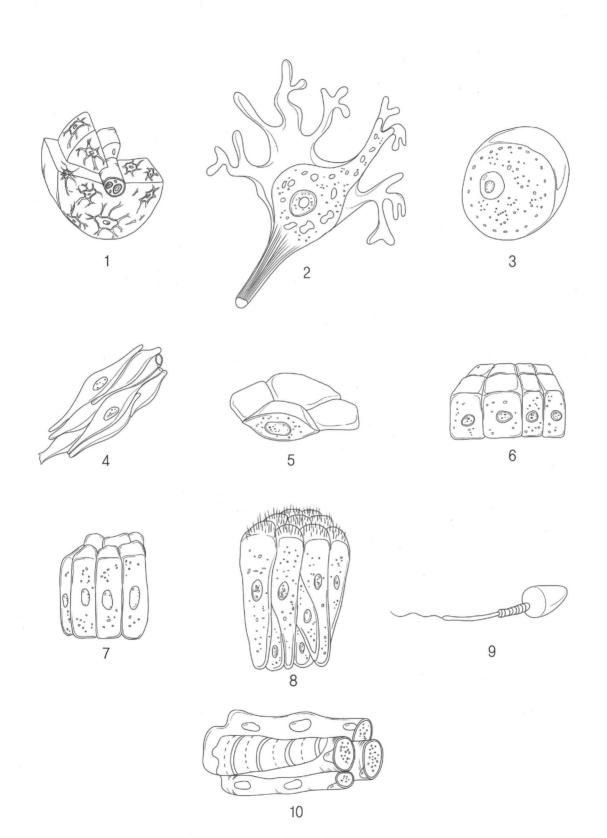

1

2

3

4

5

6

7

8

9

10

04 상피세포의 유형

Types of epithelial cells

다음 그림에서 질문에 맞는 답의 번호를 기입하시오.

1) 혈관의 내피를 구성하는 상피는 ?

2) 땀샘의 분비관을 형성하는 상피는 ?

3) 기도점막이나 귀관을 형성하는 상피는 ?

정답 : **1.** 7 **2.** 9 **3.** 2

정답

(1) Basal lamina(바닥판; 기저판)
(2) Ciliated pseudostratified columnar epithelium (거짓 중층섬모원주상피; 위중층섬모원주상피)
(3) Nucleus(핵)
(4) Pseudostratified columnar epithelium (거짓중층원주상피; 위중층원주상피)
(5) Simple columnar epithelium(단층원주상피)
(6) Simple cuboidal epithelium(단층입방상피)
(7) Simple squamous epithelium(단층편평상피)
(8) Stratified columnar epithelium(중층원주상피)
(9) Stratified cuboidal epithelium(중층입방상피)
(10) Stratified squamous epithelium(중층편평상피)

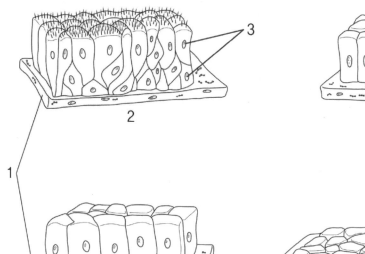

3

2

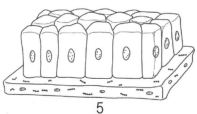

5

1

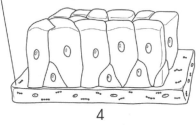

4

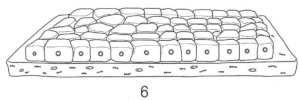

6

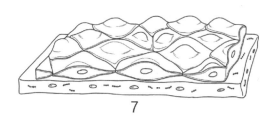

7

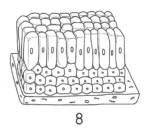

8

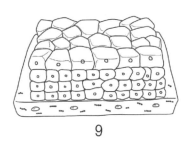

9

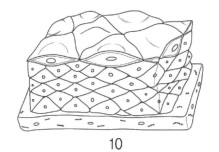

10

다음 그림에서 질문에 맞는 답의 번호를 기입하시오.

1) 압각수용체는?

2) 피부에서 유두층이 있는 곳은?

인체해부학 실습

3) 피부가 아닌 층은?

정답 : **1.** 8 　**2.** 4 　**3.** 13

정답

(1) Adipose tissue(지방조직)

(2) Arrector pili muscle(털세움근; 입모근)

(3) Blood vessels(혈관)

(4) Dermis(진피)

(5) Epidermis(표피)

(6) Hairs(털; 모)

(7) Hair follicle(털주머니; 모낭)

(8) Pacinian corpuscle(파치니소체)

(9) Sebaceous gland(기름샘; 피지)

(10) Sensory nerve fibers(감각신경섬유)

(11) Skin(피부)

(12) Stratum corneum(각질층)

(13) Subcutaneous tissue(피부하조직)

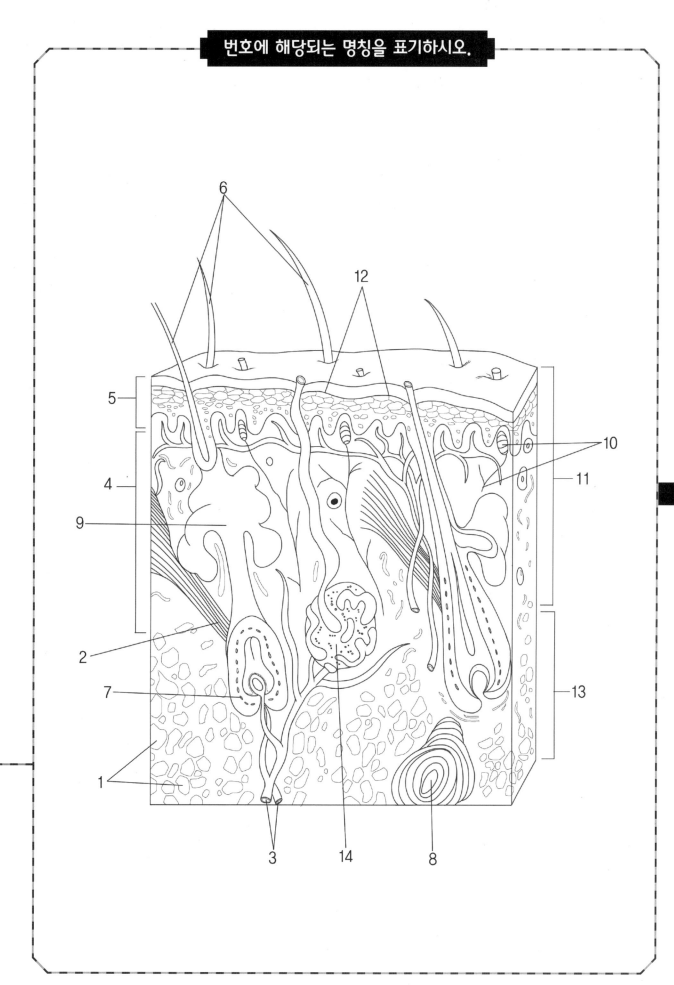

제2장

뼈대계통 Skeletal system

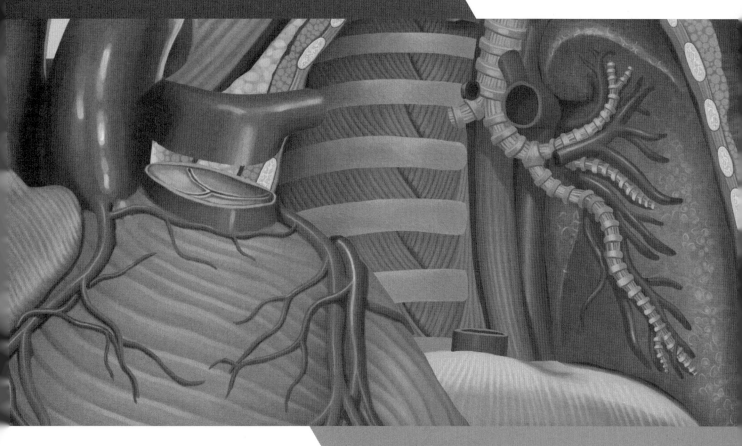

06 뼈의 구성
Organization of bone

다음 그림에서 질문에 맞는 답의 번호를 기입하시오.

1) 뼈의 부피자람을 도와주는 것은?

2) 뼈를 구성하는 기본적인 단위는?

3) 뼈의 길이자람을 도와주는 것은?

정답 : **1.** 10　　**2.** 9　　**3.** 8

정답

(1) Bone marrow(골수)

(2) Bone marrow cavity(뼈속공간; 골수강)

(3) Compact bone(치밀뼈; 치밀골)

(4) Diaphysis(뼈몸통; 골간)

(5) Distal epiphysis(먼쪽뼈끝; 원위골단)

(6) Distal articular cartilage(먼쪽관절물렁뼈; 원위관절연골)

(7) Endosteum(뼈속막; 골내막)

(8) Epiphyseal line(뼈끝선; 골단선)

(9) Osteon(뼈단위)

(10) Periosteum(뼈막; 골외막)

(11) Proximal articular cartilage(몸쪽관절물렁뼈; 근위관절연골)

(12) Proximal epiphysis(몸쪽뼈끝; 근위골단)

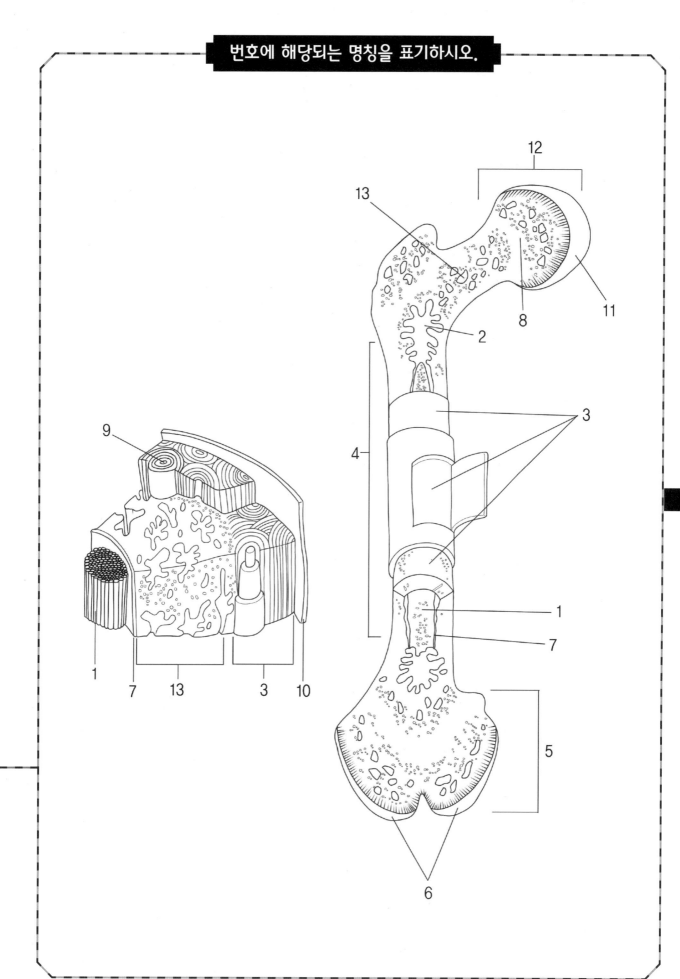

07 뼈의 조직
Histology of bone

다음 그림에서 질문에 맞는 답의 번호를 기입하시오.

1) 뼈모세포가 바탕질을 만든후의 명칭은?

2) 신경과 혈관이 통과하는 뼈의 구조물은?

3) 뼈세포방을 연결하는 구조물은?

정답 : 1. 9   2. 3   3. 2

인
체
해
부
학

실
습

정답

(1) Artery(동맥)

(2) Canaliculi(뼈세관; 골세관)

(3) Haversian canal(하버스관; 중심관)

(4) Lamella(층판; 판)

(5) Lacunae(뼈세포방; 열공)

(6) Lymphatic vessel(림프관)

(7) Matrix of compact bone(치밀뼈의 바탕질)

(8) Nerve(신경)

(9) Osteocyte(뼈세포; 골세포)

(10) Vein(정맥)

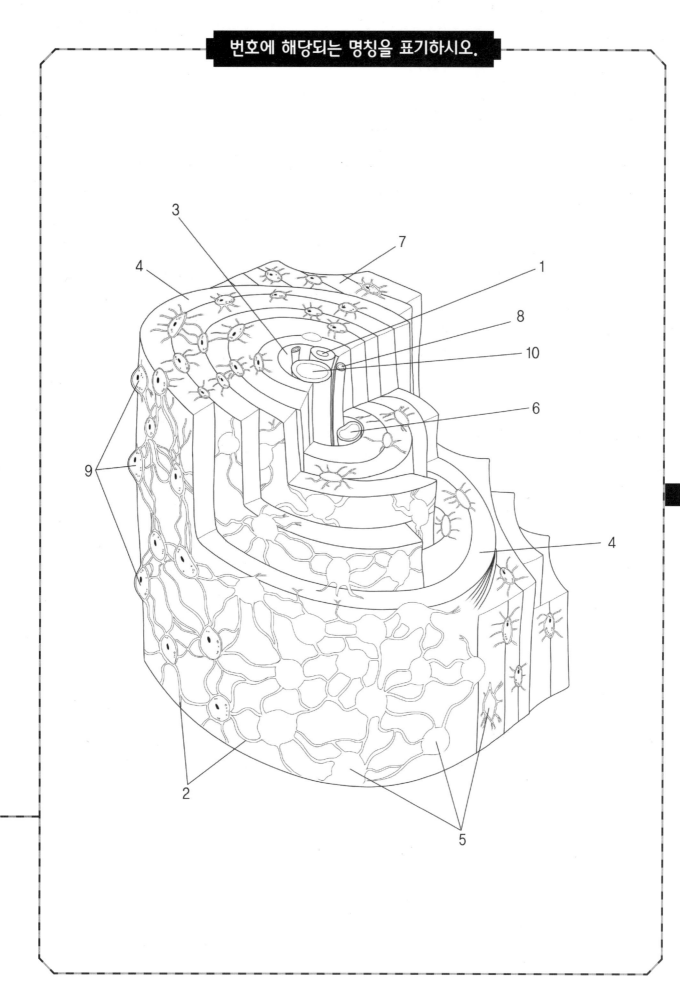

다음 그림에서 질문에 맞는 답의 번호를 기입하시오.

1) 아래턱뼈에서 턱관절 (T - M Joint)을 형성하는 것은?

2) u자 모양으로 다른 뼈와 관절하지 않은 것은?

3) 뺨의 돌출된 부위를 형성하는 뼈는?

정답 : **1.** 3   **2.** 7   **3.** 20

정답

(1) Coronal suture(관상봉합)

(2) Coronoid process(근육돌기; 근돌기)

(3) Condyle(관절융기; 하악과)

(4) Ethmoid(벌집뼈; 사골)

(5) External auditory meatus(바깥귀길; 외이도)

(6) Frontal bone(이마뼈; 전두골)

(7) Hyoid bone(목뿔뼈; 설골)

(8) Lacrimal bone(눈물뼈; 누골)

(9) Lambdoidal suture(시옷봉합; 람다봉합)

(10) Mandible(아래턱뼈; 하악골)

(11) Mastoid process(꼭지돌기; 유양돌기)

(12) Maxilla(위턱뼈; 상악골)

(13) Nasal bone(코뼈; 비골)

(14) Occipital bone(뒤통수뼈; 후두골)

(15) Parietal bone(마루뼈; 두정골)

(16) Squamosal suture(비늘봉합; 인상봉합)

(17) Sphenoid bone(나비뼈; 접형골)

(18) Styloid process(붓돌기; 경상돌기)

(19) Temporal bone(관자뼈; 측두골)

(20) Zygomatic bone(광대뼈; 관골)

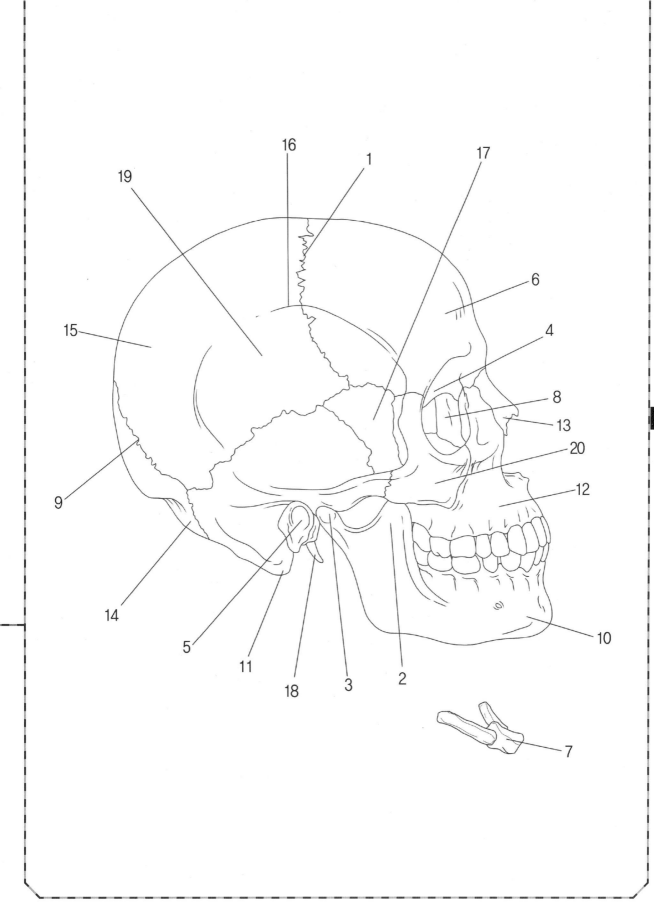

09 사람의 머리뼈
Human skull

Anterior view

다음 그림에서 질문에 맞는 답의 번호를 기입하시오.

1) 코선반뼈중 얼굴뼈에 속하는 것은?

2) 뇌와 척수의 경계 부위는?

3) 벌집뼈와 같이 코중격을 형성하는 뼈는?

정답 : **1.** 6 **2.** 4 **3.** 24

정답

(1) Body of the mandible(아래턱뼈의 몸통; 하악골체)
(2) Coronal suture(관상봉합)
(3) External auditory meatus(바깥귀길; 외이도)
(4) Foramen magnum(큰구멍 ; 대공)
(5) Frontal bone(이마뼈; 전두골)
(6) Inferior nasal concha(아래코선반; 하비갑개)
(7) Lacrimal bone(눈물뼈; 누골)
(8) Lambdoidal suture(시옷봉합; 삼각봉합)
(9) Mandibular fossa(턱관절 오목; 하악와)
(10) Mastoid process(꼭지돌기; 유양돌기)
(11) Maxilla(위턱뼈; 상악골)
(12) Nasal bone(코뼈; 비골)
(13) Occipital bone(뒤통수뼈; 후두골)
(14) Occipital condyle(뒤통수뼈의 관절융기; 후두골의 관절융기)
(15) Palatine bone(입천장뼈)
(16) Palatine process of maxilla(위턱뼈의 입천장돌기)
(17) Parietal bone(마루뼈; 두정골)
(18) Perpendicular plate(수직판)
(19) Sagittal suture(시상봉합)
(20) Sphenoid bone(나비뼈; 접형골)
(21) Squamous suture(비늘봉합; 인상봉합)
(22) Styloid process of temporal bone(관자뼈의 붓돌기;
측두골의 경상돌기)
(23) Temporal bone(관자뼈; 측두골)
(24) Vomer(보습뼈; 서골)
(25) Zygomatic arch(광대활; 관골궁)

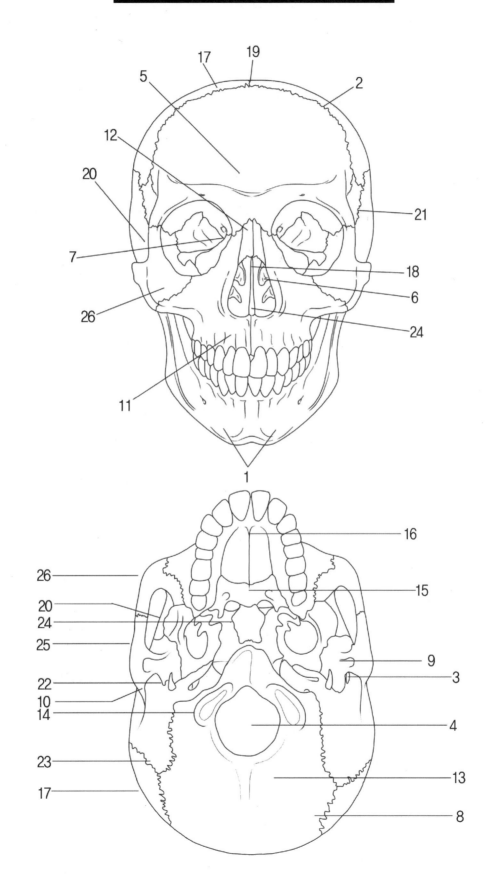

10 척추

Vertebral column

Anterior & Lateral view

다음 그림에서 질문에 맞는 답의 번호를 기입하시오.

1) 척주에서 골반을 형성하는데 관여하는 가장 큰 뼈는?

2) 척수신경이 나오는 곳은?

3) 허리뚫기가 이루어지는 뼈는?

정답 : **1.** 10 **2.** 8 **3.** 9

정답

(1) Atlas(고리뼈; 환추)
(2) Auricular surface(귓바퀴면; 이상면)
(3) Axis(중쇠뼈; 축추)
(4) Cervical vertebra(목뼈; 경추)
(5) Coccyx(꼬리뼈; 미골)
(6) Dens of the axis(치아돌기; 치돌기)
(7) Intervertebral disc(척추원반; 추간원판)
(8) Intervertebral foramina(척추사이구멍; 추간공)
(9) Lumbar vertebra(허리뼈; 요추)
(10) Sacrum(엉치뼈; 천골)
(11) Spinous process(가시돌기; 극돌기)
(12) Thoracic vertebra(등뼈; 흉추)
(13) Transverse foramen(가로돌기구멍; 횡돌기공)
(14) Transverse process(가로돌기; 횡돌기)

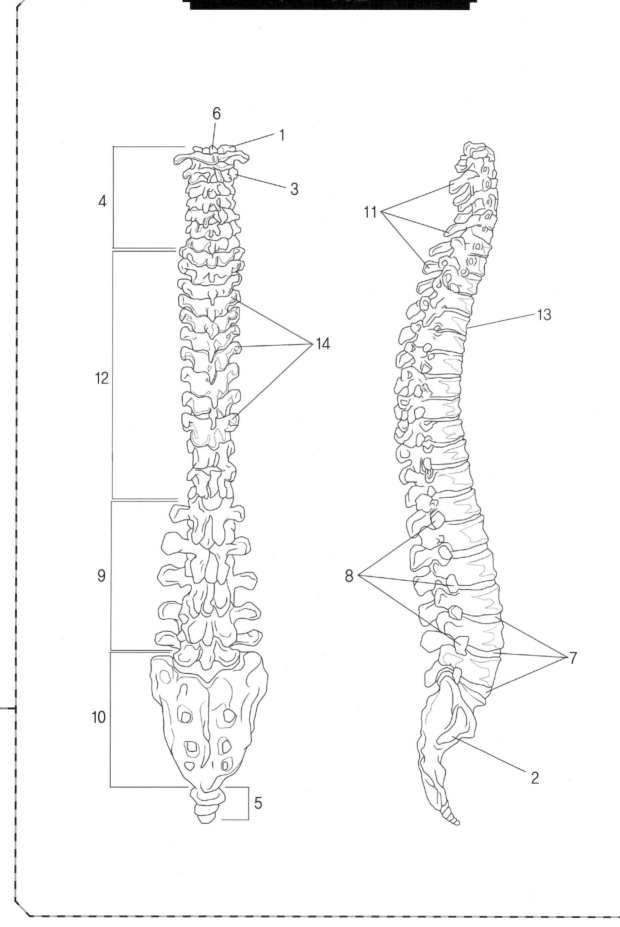

전형적인 척추
Typical vertebrae

Superior & Lateral view

다음 그림에서 질문에 맞는 답의 번호를 기입하시오.

1) 갈비뼈결절과 관절하는 등뼈 부위는?

2) 척추사이 구멍을 형성하는 것은?

3) 척수가 통과하는 척주관을 형성하는 것은?

정답 : **1.** 12   **2.** 3   **3.** 14

(1) Inferior articular facet(아래관절오목; 하관절와)
(2) Inferior costal facet(아래갈비오목; 하늑골와)
(3) Inferior notch(아래척추 뼈패임; 하척추절흔)
(4) Lamina(척추고리판; 추궁판)
(5) Pedicle(척추뼈고리뿌리; 추궁근)
(6) Pedicle notch(척추뼈고리뿌리패임; 추궁근절흔)
(7) Spinous process(가시돌기; 극돌기)
(8) Spinal cord(척수)
(9) Superior articular facet(위관절오목; 상관절와)
(10) Superior costal facet(위갈비오목; 상늑골와)
(11) Transverse costal facet(가로갈비오목; 횡늑골와)
(12) Transverse process(가로돌기; 횡돌기)
(13) Vertebral body(척추뼈몸통; 추체)
(14) Vertebral foramen(척추뼈구멍; 추공)

30

인체해부학 실습

제
2
장
뼈
대
계
통

12 비전형적인 척추
Atypical vertebrae

다음 그림에서 질문에 맞는 답의 번호를 기입하시오.

1) 목뼈에서 척추동맥이 통과하는 곳은?

2) 엉치뼈신경과 혈관이 통과하는 곳은?

3) 엉치뼈곶이 위치하는 부위는?

정답 : 1. 12   2. 9   3. 2

인
체
해
부
학
실
습

정답

(1) Bifid spinous process(두갈래가시돌기; 이분극돌기)
(2) Body of first sacral(첫째 엉치뼈의 몸통; 제1 천추체)
(3) Coccyx(꼬리뼈; 미골)
(4) Dens(치아돌기; 치돌기)
(5) Inferior articular facet(아래관절오목; 하관절와)
(6) Posterior arah(뒤결절; 후결절)

(7) Sacral body(엉치뼈몸통; 천골추체)
(8) Sacral canal(엉치뼈관; 천골관)
(9) Sacral foramen(엉치뼈구멍; 천골공)
(10) Sacral hiatus(엉치뼈틈새; 천골열공)
(11) Superior articular facet(위관절오목; 상관절와)
(12) Transverse foramen(가로돌기구멍; 횡돌기공)
(13) Transverse process(가로돌기; 횡돌기)

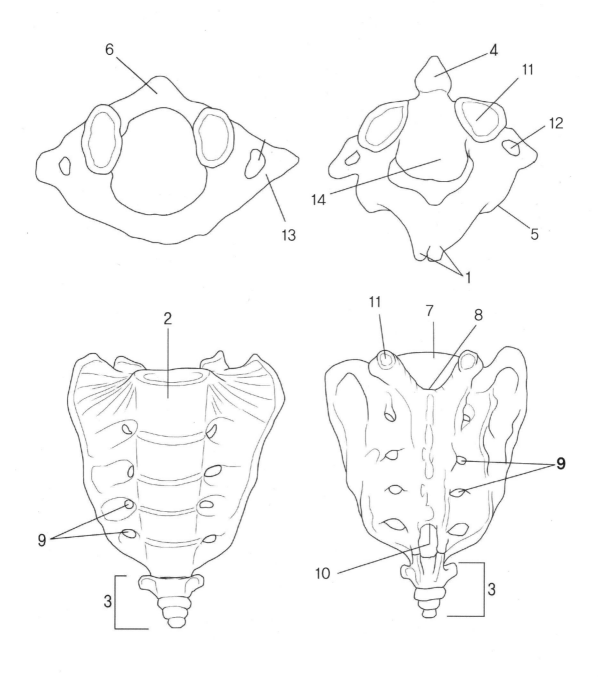

1.3 갈비뼈와 복장뼈
Ribs & Sternum

다음 그림에서 질문에 맞는 답의 번호를 기입하시오.

1) 일생동안 조혈기능이 있는 뼈는?

2) 등뼈의 가로돌기와 관절하는 갈비뼈 부위는?

3) 갈비뼈중 제 11, 12 갈비뼈가 속하는 것은?

정답 : **1.** 18 **2.** 19 **3.** 9

정답

(1) Auricular facet(관절면)
(2) Body of ribs(갈비뼈몸통; 늑골체)
(3) Body of the sternum(복장뼈몸통; 흉골체)
(4) Clavicular notch(빗장패임; 쇄골절흔)
(5) Costal cartilage(갈비뼈연골; 늑연골)
(6) Costal groove(갈비뼈고랑; 늑골구)
(7) False ribs(거짓갈비뼈; 가늑골)
(8) First costal notch(첫째갈비패임; 제1늑골절흔)
(9) Floating ribs(뜬갈비뼈; 부유늑골)
(10) Head of the rib(갈비뼈머리; 늑골두)
(11) Jugular notch(목아래 패임; 흉상절흔)
(12) L1 vertebra(첫번째 허리뼈; 제1요추)
(13) Manubrium(복장뼈자루; 흉골병)
(14) Neck of the rib(갈비뼈목; 늑골경)
(15) Scalene tubercle(앞목갈비근결절; 사각결절)
(16) Sternal angle(복장뼈각; 흉골각)
(17) Sternal extremity(복장끝; 흉골단)
(18) Sternum(복장뼈; 흉골)
(19) Tubercle of the rib(갈비뼈결절; 늑골결절)
(20) Ture ribs(참갈비뼈; 진늑골)
(21) Xiphoid process(칼돌기; 검상돌기)
(22) Xiphisternal junction(칼몸통연결; 흉골검연결)

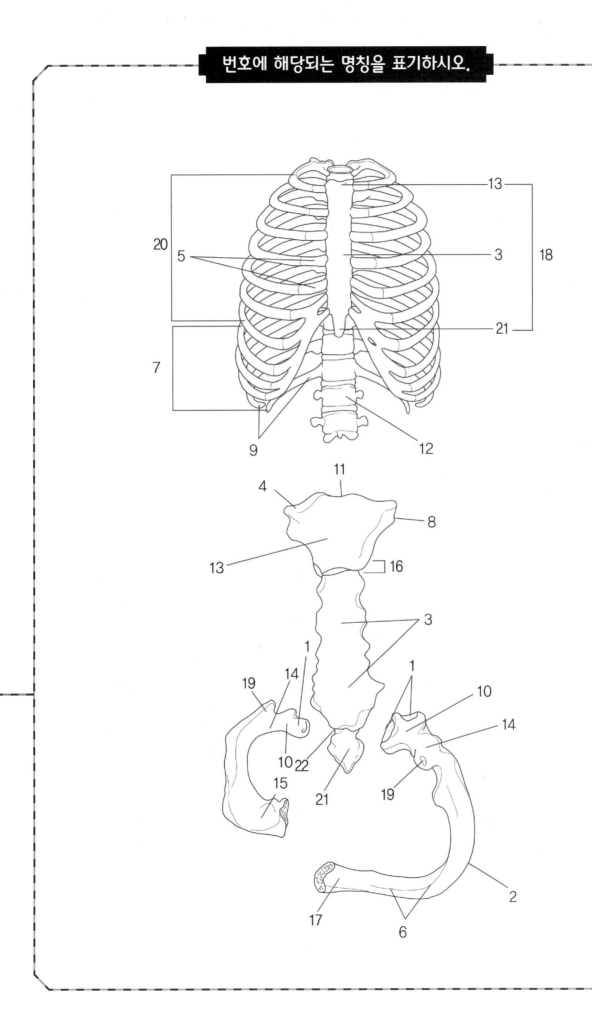

14 팔이음뼈

Shoulder girdle

Anterior & Posterior views

다음 그림에서 질문에 맞는 답의 번호를 기입하시오.

1) 빗장뼈에서 복장뼈와 관절하는 곳은?

2) 어깨 관절을 형성하는 어깨뼈의 부위는?

3) 어깨뼈에서 가시아래근육이 부착하는 곳은?

정답 : **1.** 14 **2.** 7 **3.** 10

정답

(1) Acrominal end(봉우리끝; 견봉단)
(2) Acromion (봉우리; 견봉)
(3) Axillary border(겨드랑이모서리; 액와연)
(4) Clavial end(빗장뼈끝; 쇄골단)
(5) Conoid tubercle(원뿔인대결절; 원추인대결절)
(6) Coracoid process(부리돌기; 오훼돌기)
(7) Glenoid cavity(관절오목; 관절와)
(8) Impression of costoclavicular ligament(갈비빗장 인대자국; 늑쇄인대압흔)
(9) Inferior angle(아래각; 하각)
(10) Infraspinous fossa(가시아래오목; 극하와)
(11) Infraglenoid tubercle(관절오목아래결절; 관절하결절)
(12) Scapular notch(어깨뼈패임; 견갑절흔)
(13) Spine of the scapula(어깨뼈가시; 견갑극)
(14) Sternal end(복장뼈끝; 흉골단)
(15) Subscapular fossa(어깨뼈밑오목; 견갑하와)
(16) Superior angle(위각; 상연)
(17) Superior border(위모서리; 상연)
(18) Supraspinous fossa(가시위오목; 극상와)
(19) Trapezoid line(마름인대선; 승모형선)
(20) Vertebral border(추골모서리; 척추연)

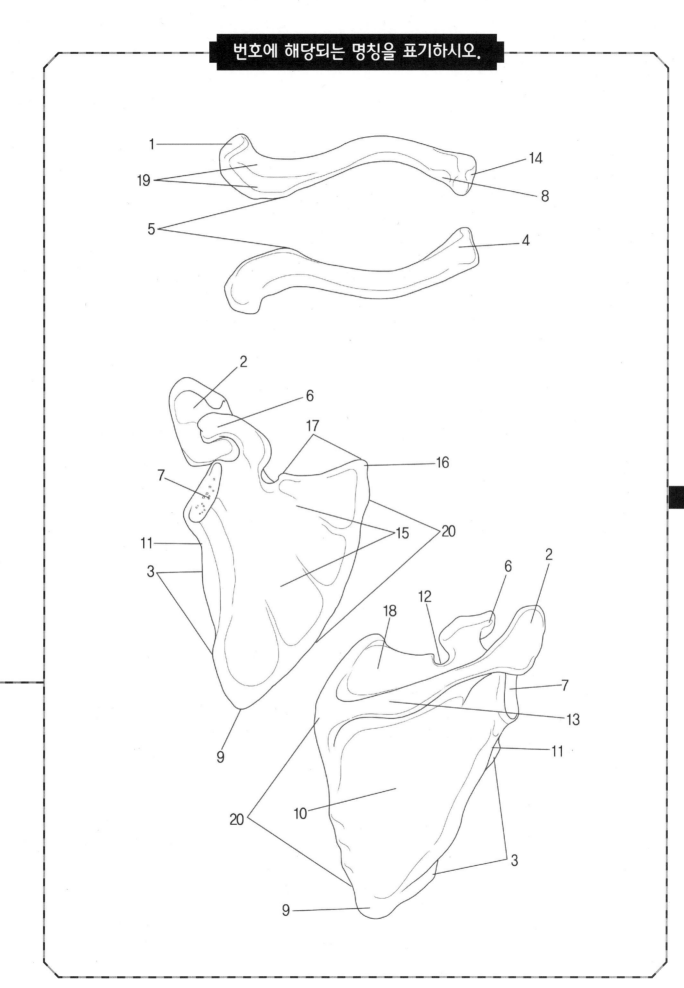

다음 그림에서 질문에 맞는 답의 번호를 기입하시오.

1) 위팔뼈에서 어깨세모근이 부착하는 부위는?

2) 위팔뼈에서 노뼈머리와 관절하는 부위는?

3) 위팔뼈에서 골절이 빈번히 일어나는 부위는?

정답 : 1. 3   **2.** 2   **3.** 12

인체해부학 실습

정답 –

(1) Anatomical neck(해부목; 해부경)

(2) Capitulum(위팔뼈작은머리; 상완골소두)

(3) Deltoid tuberosity(어깨세모근거친면; 삼각근조면)

(4) Greater tubercle(큰결절; 대결절)

(5) Head of the humerus(위팔뼈머리; 상완골두)

(6) Intertubercular groove(결절사이고랑; 결절간구)

(7) Medial epicondyle(안쪽위관절융기; 내측상과)

(8) Lateral supracondylar ridge(가쪽관절융기위능선;

외
측과상능)

(9) Lesser tubercle(작은결절; 소결절)

(10) Lateral epicondyle(가쪽위관절융기; 외측상과)

(11) Olecranon fossa(팔꿈치오목; 주두와)

(12) Surgical neck(외과목; 외과경)

(13) Trochlea(도르래; 활차)

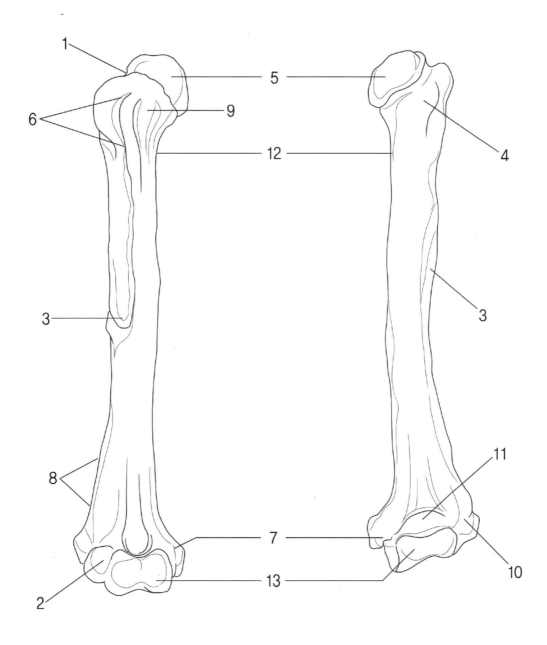

16 아래팔뼈-노뼈와 자뼈

Forearm-Radius & Ulna

Anterior view

다음 그림에서 질문에 맞는 답의 번호를 기입하시오.

1) 자뼈의 도르레패임과 관절하는 위팔뼈 부위는?

2) 노뼈와 자뼈를 잇는 뼈사이막이 부착하는 곳은?

3) 반달뼈가 위치하고 있는 것은?

정답 : **1.** 15 **2.** 5 **3.** 10

정답

(1) Capitulum(위팔뼈작은머리; 상완골소두)
(2) Coronoid process(갈고리돌기; 구상돌기)
(3) Head of radius(노뼈머리; 요골두)
(4) Head of ulna(자뼈머리; 척골두)
(5) Interosseous margin(뼈사이모서리; 골간능)
(6) Lateral epicondyle(가쪽위관절융기; 외측상과)
(7) Medial epicondyle(안쪽위관절융기; 내측상과)
(8) Neck of radius(노뼈목; 요골경)
(9) Olecranon process(팔꿈치머리돌기; 주두돌기)
(10) Proximal row of carpal bones(몸쪽손목뼈; 근위열 수근골)
(11) Radial notch(노패임; 요골절흔)
(12) Radial tuberosity(노뼈거친면; 요골조면)
(13) Styloid process of radius(노뼈의 붓돌기; 요골경상돌기)
(14) Styloid process of ulna(자뼈의 붓돌기; 척골경상돌기)
(15) Trochlea(도르래; 활차)
(16) Trochlear notch(도르래패임; 활차절흔)

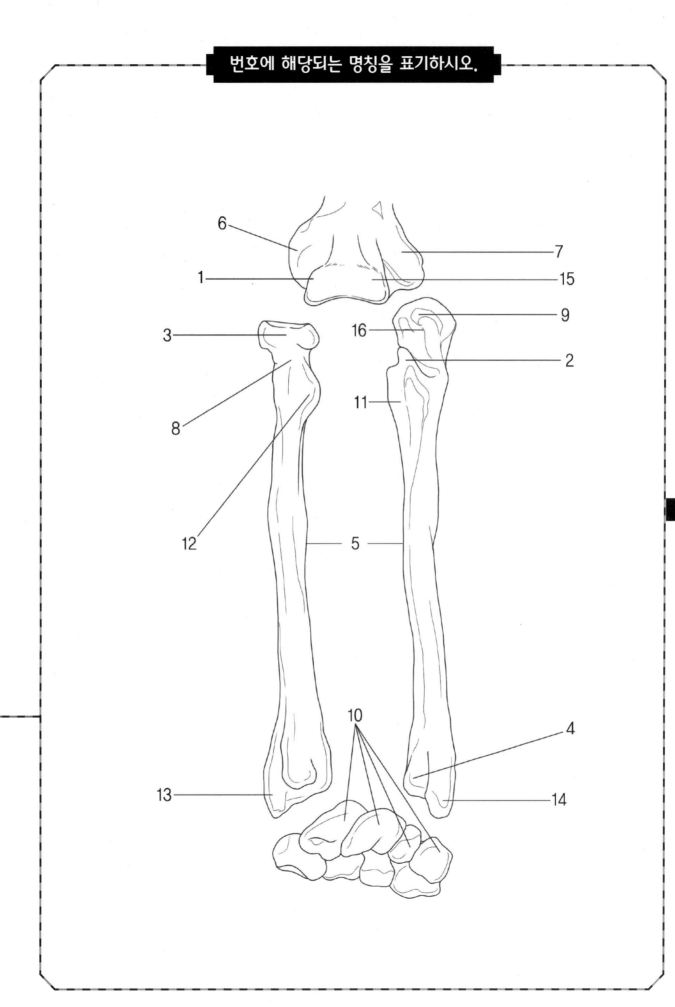

17 손의 뼈

Bones of the hand

Posterior view

다음 그림에서 질문에 맞는 답의 번호를 기입하시오.

1) 손의 엄지뼈와 관절하고 있는 손목뼈는?

2) 손목뼈중 몸쪽열을 형성하며 손배뼈와 접하고 있는 뼈는?

3) 손목뼈중 낫처럼 굽어 있는 뼈는?

정답 : 1. 12 **2.** 5 **3.** 4

정답

(1) Capitate(알머리뼈; 유두골)
(2) Carpals(손목뼈; 수근골)
(3) Distal phalanx(끝마디뼈; 말절골)
(4) Hamate(갈고리뼈; 유구골)
(5) Lunate(반달뼈; 월상골)
(6) Metacarpal bones(손허리뼈; 중수골)
(7) Middle phalanx(중간마디뼈; 중절골)
(8) Phalange(손가락뼈; 지골)
(9) Pisiform(콩알뼈; 두상골)
(10) Proximal phalanx(첫마디뼈; 기절골)
(11) Scaphoid(손배뼈; 주상골)
(12) Trapezium(큰마름뼈; 대능형골)
(13) Trapezoid(작은마름뼈; 소능형골)
(14) Triquetrum(세모뼈; 삼각골)

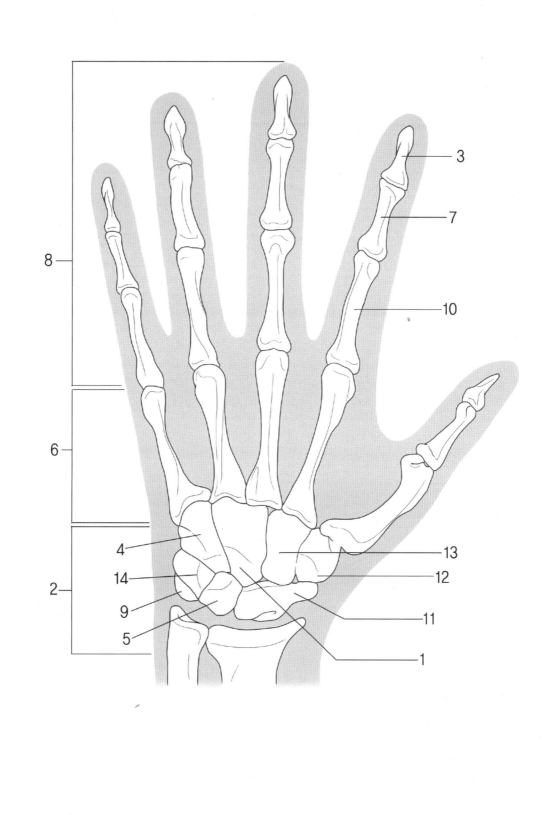

18 볼기뼈
Hip bone
- Right side, Lateral & Medial views

다음 그림에서 질문에 맞는 답의 번호를 기입하시오.

1) 2개의 두덩뼈를 잇는 결합부위는?

2) 볼기뼈에서 막창자 꼬리의 위치를 추정할 때 이용되는 곳은?

3) 볼기뼈에서 볼기근육이 부착하는 곳은?

정답 : **1.** 19 **2.** 2 **3.** 7

정답

(1) Acetabulum(볼기뼈절구; 관골구)
(2) Anterior superior iliac spine(ASIS)(위앞엉덩뼈가시; 상전장골극)
(3) Auricular surface(귓바퀴면; 이상면)
(4) Coccyx(꼬리뼈; 미골)
(5) Hip bone(볼기뼈; 관골)
(6) Iliac crest(엉덩뼈능선; 장골능)
(7) Ilium(엉덩뼈; 장골)
(8) Ischial spine(궁둥뼈가시; 좌골극)
(9) Ischial tuberosity(궁둥뼈결절; 좌골결절)
(10) Ischium(엉덩뼈; 좌골)
(11) Obturator foramen(폐쇄구멍; 폐쇄공)
(12) Pelvic inlet(골반입구; 골반상구)
(13) Posterior inferior iliac spine(PIIS) (아래뒤엉덩뼈가시;하후장골극)
(14) Pubic arch(두덩활; 치골궁)
(15) Pubis(두덩뼈; 치골)
(16) Ramus of ischium(궁둥뼈가지; 좌골지)
(17) Sacroiliac joint(엉치엉덩뼈관절; 천장관절)
(18) Sacrum(엉치뼈; 천골)
(19) Symphysis pubis(두덩결합; 치골결합)

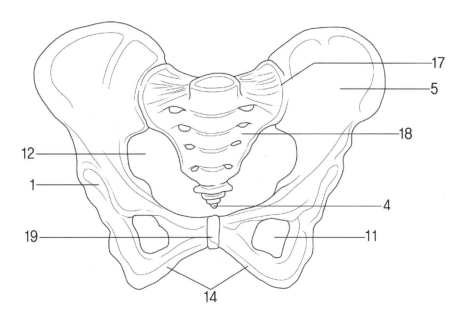

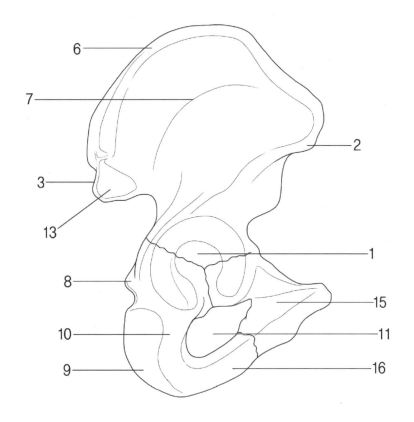

19 넙다리뼈와 무릎뼈

Femur & Patella

- Right side, Anterior & Posterior views

다음 그림에서 질문에 맞는 답의 번호를 기입하시오.

1) 넙다리뼈 머리인대가 부착하는 넙다리뼈 부위는?

2) 엉덩관절을 형성하는 부위는?

3) 십자인대가 부착하는 넙다리뼈 부위는?

정답 : **1.** 4 **2.** 2 **3.** 7

정답

(1) Adductor tubercle(모음근결절; 내전근결절)
(2) Femoral head(넙다리뼈머리; 대퇴골두)
(3) Femoral neck (넙다리뼈목; 대퇴골경)
(4) Fovea capitis(넙다리뼈머리오목; 대퇴골두와)
(5) Greater trochanter(큰돌기; 대전자)
(6) Intertrochanteric crest(돌기사이능선; 전자간능)
(7) Intercondylar fossa(융기사이오목; 과간와)
(8) Lateral condyle of the femur(넙다리뼈가쪽관절융기; 대퇴골외측과)
(9) Lesser trochanter(작은돌기; 소전자)
(10) Linea aspera of the femur(넙다리뼈거친선; 대퇴골조선)
(11) Medial condyle of the femur(넙다리뼈안쪽관절융기;대퇴골내측과)
(12) Popliteal fossa(오금; 슬와)
(13) Patellar surface(무릎면; 슬개면)

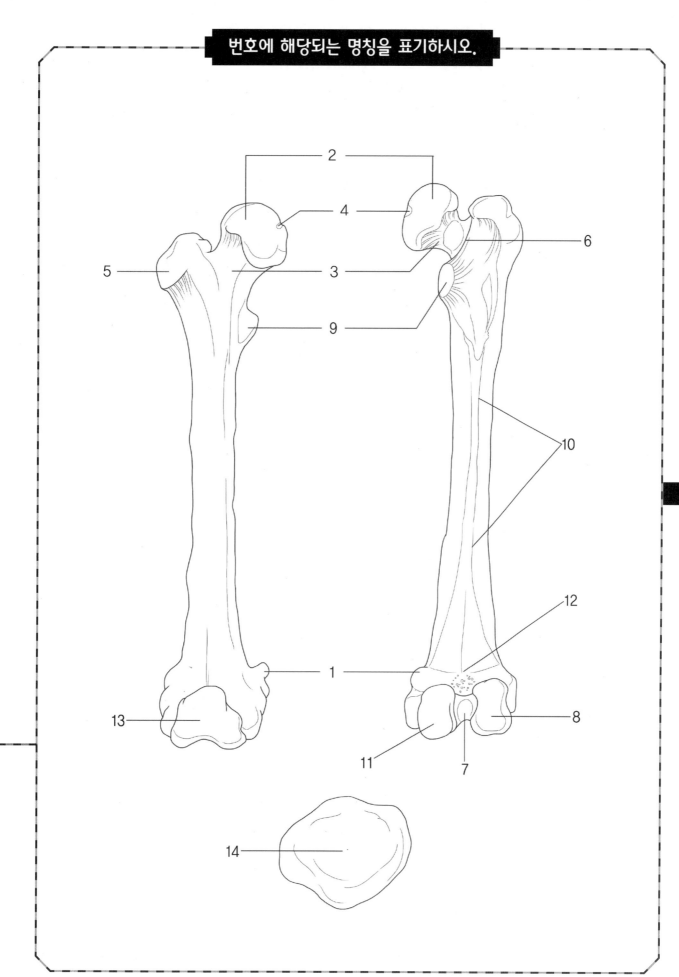

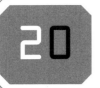

다음 그림에서 질문에 맞는 답의 번호를 기입하시오.

1) 뼈사이막이 부착하는 곳은?

2) 발목관절의 형성시 관여하는 발목뼈는?

3) 무릎인대가 부착하는 정강뼈 부위는?

정답 : **1.** 6   **2.** 11   **3.** 12

정답

(1) Calcaneus(발꿈치뼈; 종골)

(2) Condyles of femur(넙다리뼈관절융기; 대퇴골과)

(3) Crest of the tibia(정강뼈능선; 경골능)

(4) Head of the fibula(종아리뼈머리; 비골두)

(5) Intercondylar eminence(융기사이융기; 과간융기)

(6) Interosseous border(뼈사이모서리; 골간연)

(7) Lateral condyle of the tibia(정강뼈가쪽관절융기; 경골외측과)

(8) Lateral malleolus of the fibula(종아리뼈가쪽복사; 비골외과)

(9) Medial condyle of the tibia(정강뼈안쪽관절융기; 경골내측과)

(10) Medial malleolus of the tibia(정강뼈안쪽복사; 경골내과)

(11) Talus(목말뼈; 거골)

(12) Tuberosity of the tibia(정강뼈거친면; 경골조면)

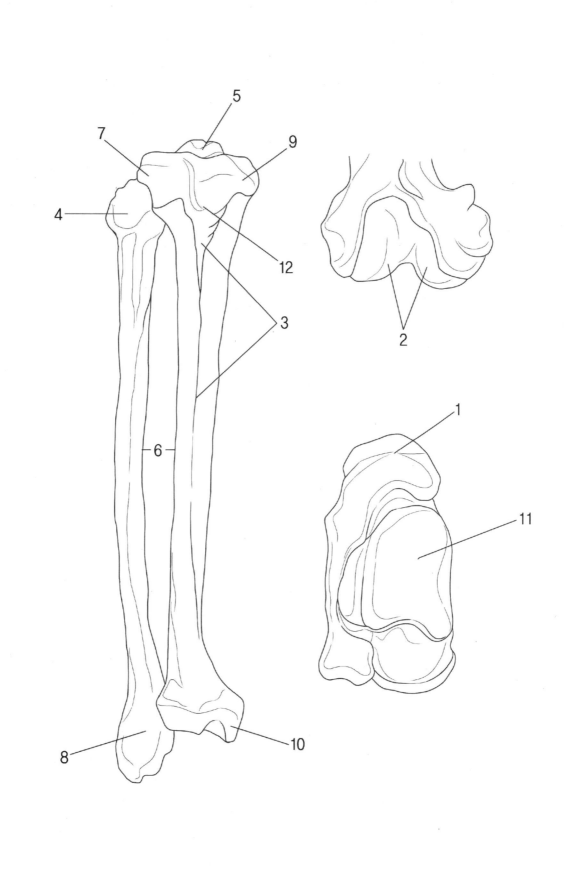

21 발의 뼈

Bones of the foot

다음 그림에서 질문에 맞는 답의 번호를 기입하시오.

1) 발목뼈에서 발꿈치힘줄 (아킬레스건)이 부착하는 것은?

2) 3개의 쐐기뼈와 관절하는 발목뼈는?

3) 안쪽 및 가쪽세로발바닥활을 형성하는데 모두 관여하는 발목뼈는?

정답 : **1.** 1　**2.** 10　**3.** 1

정답

(1) Calcaneus(발꿈치뼈; 종골)
(2) Cuboid(입방뼈; 입방골)
(3) Distal phalanx(끝마디뼈; 말절골)
(4) Fibula(종아리뼈; 비골)
(5) Intermediate cuneiform(둘째쐐기뼈; 중간설상골)
(6) Lateral cuneiform(셋째쐐기뼈; 외측설상골)
(7) Medial cuneiform(첫째쐐기뼈; 내측설상골)
(8) Metatarsal bone(발허리뼈; 중족골)
(9) Middle phalanx(중간마디뼈; 중절골)
(10) Navicular(발배뼈; 주상골)
(11) Phalanges(발가락뼈; 지골)
(12) Proximal phalanx(첫마디뼈; 기절골)
(13) Talus(목말뼈; 거골)
(14) Foot arch(발활; 족궁)

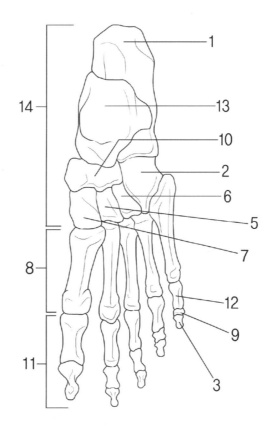

제3장

관절계통 Articulations

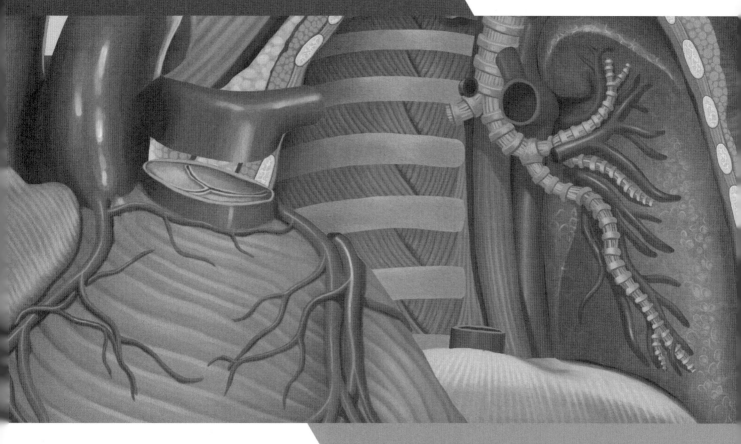

22 어깨관절
Shoulder joint

Anterior view

다음 그림에서 질문에 맞는 답의 번호를 기입하시오.

1) 어깨뼈 패임을 연결해주는 인대는?

2) 빗장뼈와 어깨뼈의 봉우리를 잇는 인대는?

3) 머리가 2개인 근육은?

정답 : **1.** 14　**2.** 2　**3.** 3

정답

(1) Acromion(봉우리; 견봉)
(2) Acromioclavicular ligament(봉우리빗장인대; 견봉쇄골인대)
(3) Biceps brachii(위팔두갈래근; 상완이두근)
(4) Coracoid process(부리돌기; 오훼돌기)
(5) Clavicle(빗장뼈; 쇄골)
(6) Coracoacromial ligament(부리봉우리인대; 오훼견봉인대)
(7) Coracoclevicular ligament(부리빗장인대; 오훼쇄골인대)
(8) Conoid process(원뿔돌기; 원추돌기)
(9) Humerus(위팔뼈; 상완골)
(10) Intertubercular groove(결절사이고랑; 결절간구)
(11) Subscapularis muscle(어깨밑근; 견갑하근)
(12) Subscapular fossa(어깨뼈밑오목; 견갑하와)
(13) Tendan of long head of biceps brachii(위팔두갈래근힘줄)
(14) transverse—transverse scapular ligament (어깨가로인대, 견갑횡인대)

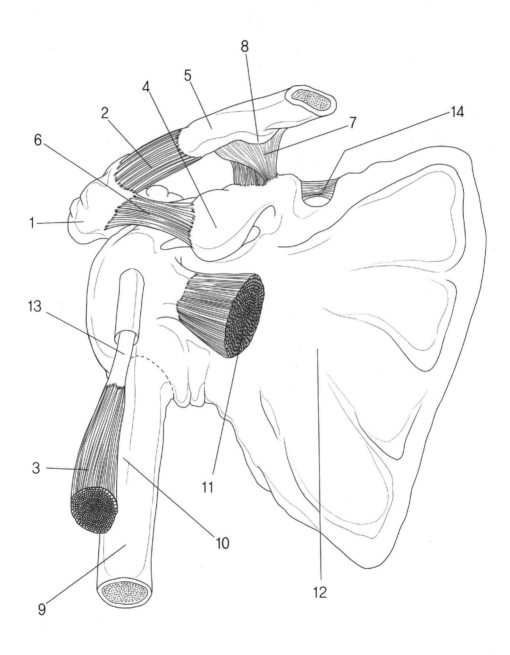

23 팔꿉관절
Elbow joint

다음 그림에서 질문에 맞는 답의 번호를 기입하시오.

1) 팔의 과도한 모음을 방지해 주는 인대는?

2) 노뼈머리를 싸서 이의 탈구를 방지해 주는 인대는?

3) 자뼈와 노뼈사이를 비스듬히 연결하여 결합을 보강해주는 인대는?

정답 : **1.** 6   **2.** 1   **3.** 8

정답

(1) Annular ligament(윤상인대)

(2) Articular capsule(관절주머니; 관절낭)

(3) Biceps brachii muscle(위팔두갈래근; 상완이두근)

(4) Humerus(위팔뼈; 상완골)

(5) Interosseous membrane(뼈사이막; 골간막)

(6) Medial collateral ligament(안쪽곁인대; 내측측부 인대)

(7) Medial epicondyle of the humerus(위팔뼈의 안쪽 위관절융기; 상완골의 내측상과)

(8) Oblique cord(빗끈; 사삭)

(9) Olecranon process(팔꿈치머리돌기; 주두돌기)

(10) Radius(노뼈; 요골)

(11) Radial tuberosity(노뼈거친면; 요골조면)

(12) Ulna(자뼈; 척골)

인체해부학 실습

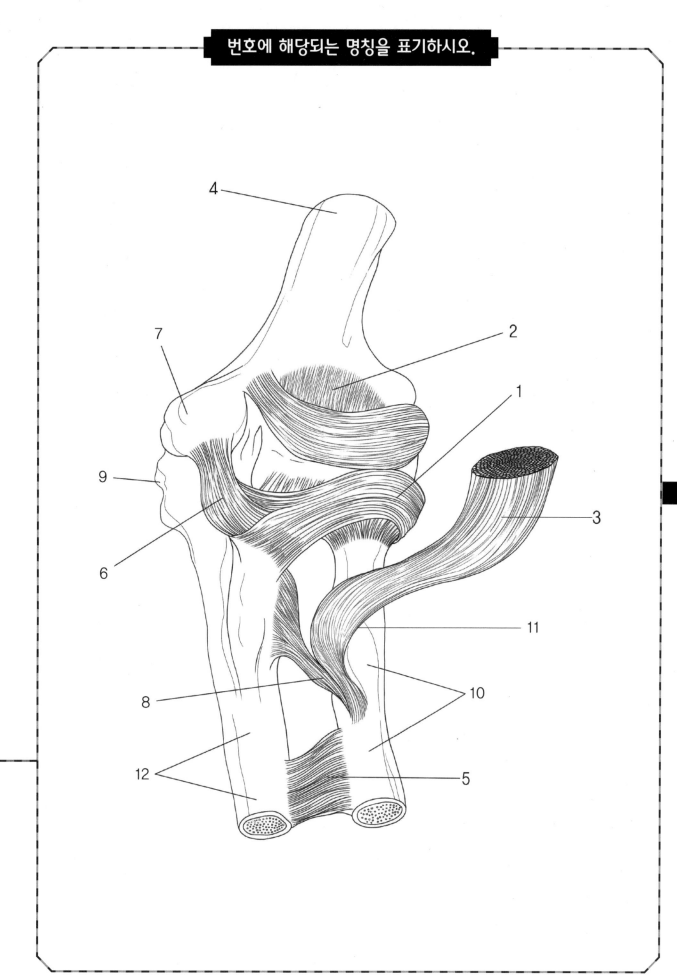

24 엉치엉덩관절
Sacroiliac joint

Anterior view

다음 그림에서 질문에 맞는 답의 번호를 기입하시오.

1) 척추뼈의 앞면을 길게 이어주는 인대는?

2) 궁둥신경(좌골신경)이 지나는 곳은?

3) 엉덩뼈와 넙다리뼈를 이어주는 인대는?

정답 : **1.** 1   **2.** 6   **3.** 7

58

인체해부학 실습

정답

(1) Anterior longitudinal ligament(앞세로인대; 전종인대)

(2) Anterior sacroiliac ligament(앞엉치엉덩인대; 전천장인대)

(3) Anterior superior iliac spine(위앞엉덩뼈가시; 상전장골극)

(4) Femur(넙다리뼈; 대퇴골)

(5) Fifth lumbar vertebra(다섯번째허리뼈; 5번요추)

(6) Greater sciatic foramen(큰궁둥구멍; 대좌골공)

(7) Iliofemoral ligament(엉덩넙다리인대; 장골대퇴인대)

(8) Iliolumbar ligament(엉덩허리인대; 장요인대)

(9) Iliac fossa(엉덩뼈오목; 장골와)

(10) Intervertebral disc(척추사이원반; 추간원판)

(11) Inguinal ligament(샅고랑인대; 서혜인대)

(12) Lesser sciatic foramen(작은궁둥구멍; 소좌골공)

(13) Lesser trochanter(작은돌기; 소전자)

(14) Pubic symphysis(두덩결합; 치골결합)

(15) Sacrospinous ligament(엉치가시인대; 천극인대)

(16) Sacrotuberous ligament(엉치결절인대; 천결절인대)

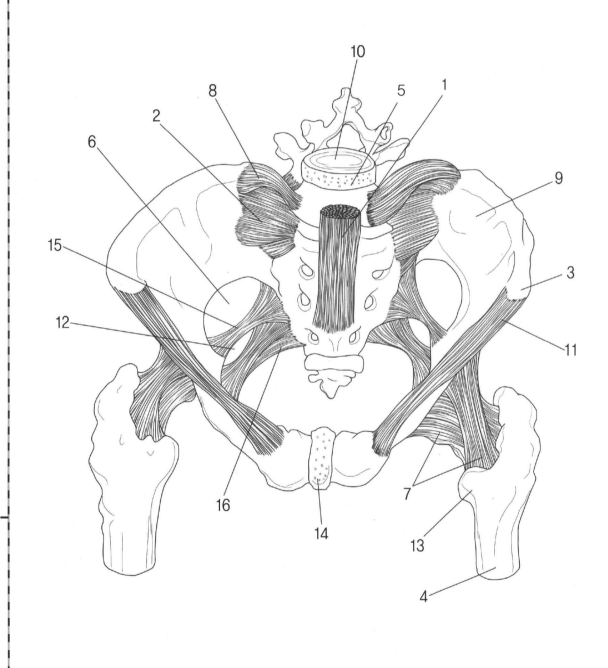

다음 그림에서 질문에 맞는 답의 번호를 기입하시오.

1) 다리의 과도한 벌림을 방지해 주는 인대는?

2) 무릎관절을 보강해주는 연골로 다른쪽 연골보다 손상을 더 많이 받는 것은?

3) 십자인대중 넓적다리의 이탈방지에 역할이 큰 것은?

인체해부학 실습

정답 : 1. 6　　**2.** 9　　**3.** 15

정답

(1) Anterior cruciate ligament(앞십자인대; 전십자인대)

(2) Femur(넙다리뼈; 대퇴골)

(3) Fibula(종아리뼈; 비골)

(4) Intercondylar groove(융기사이 고랑)

(5) Interosseous membrane(뼈사이막; 골간막)

(6) Lateral collateral ligament(가쪽곁인대; 외측측부인대)

(7) Lateral meniscus(가쪽반달; 외측반월)

(8) Medial epicondyle(안쪽관절융기; 내측과)

(9) Medial meniscus(안쪽반달; 내측반월)

(10) Medial collateral ligament(proximal end)(안쪽곁인대-몸쪽; 내측측부인대-근위)

(11) Medial epicondyle(안쪽위관절융기; 내측상과)

(12) Medial collateral ligament(distal end)(안쪽곁인대-먼쪽; 내측측부인대- 원위)

(13) Patella(무릎뼈; 슬개골)

(14) Patellar ligament(무릎인대; 슬개인대)

(15) Posterior curciate ligament(뒤십자인대; 후십자인대)

(16) Posterior tibiofibular ligament(뒤정강종아리인대; 후경비인대)

(17) Tibia(정강뼈; 경골)

(18) Tibial tuberosity(정강뼈거친면; 경골조면)

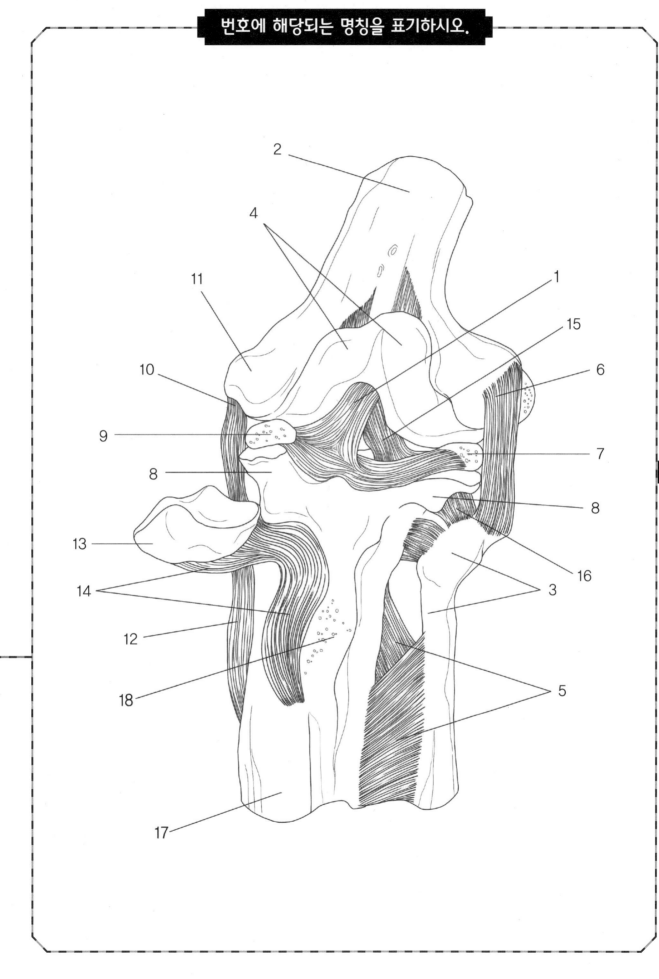

손목과 발목관절
Joint of wrist and ankle

다음 그림에서 질문에 맞는 답의 번호를 기입하시오.

1) 발목관절의 안쪽을 강하게 보강해주는 인대는?

2) 손에서 손목관절에 해당되는 부위는?

3) 발목관절에 해당되는 부위는?

정답 : **1.** 9　　**2.** 25　　**3.** 31

인체해부학 실습

정답

(1) Articular disc(관절원반)

(2) Calcaneocuboid joint(발꿈치입방관절; 종입방관절)

(3) Calcaneofibula ligament(발꿈치종아리인대; 종비인대)

(4) Calcaneus(발꿈치뼈; 종골)

(5) Carpal interosseus ligament(손목뼈사이인대; 수근간인대)

(6) Carpometacarpal joint(손목손허리관절; 수근중수관절)

(7) Cuboid bone(입방뼈; 입방골)

(8) Cuneonavicular joint(쐐기발배관절; 설주관절)

(9) Deltoid ligament(세모인대; 삼각인대)

(10) Distal radioulnar joint(먼쪽노자관절; 원위요척관절)

(11) Fibular(종아리뼈; 비골)

(12) Hamate bone(갈고리뼈; 유구골)

(13) Intercarpal joint(손목뼈사이관절; 수근간관절)

(14) Intermetacarpal joint(손허리뼈사이관절; 중수간관절)

(15) Intermetatarsal joint(발허리뼈사이관절; 종족간관절)

(16) Interosseous talocalcaneal ligament(뼈사이목말발꿈치; 골간거종인대)

(17) Lateral malleolus(가쪽복사; 외측과)

(18) Medial cuneiform(안쪽쐐기뼈; 내측설상골)

(19) Medial malleolus(안쪽복사; 내측과)

(20) Membrana interossea cruris(하퇴골간막)

(21) Metacarpal bone(1th)(제1손허리뼈; 제1중수골)

(22) Metacarpal bone(5th)(제5손허리뼈; 제5중수골)

(23) Metatarsal bone(5th)(제5발허리뼈; 제5중족골)

(24) Navicular bone(주상골; 발배뼈)

(25) Radiocarpal joint(손목관절; 요골수근관절)

(26) Radius(노뼈; 요골)

(27) Saddle joint of of thumb(엄지안장관절; 무지안관절)

(28) Scaphoid bone(손배뼈; 주상골)

(29) Subtalar joint(목말밑관절; 거골하관절)

(30) Talocalcaneonavicular joint(목말발꿈치발배관절; 거종주관절)

(31) Talocrural joint (발목관절; 목말다리관절)

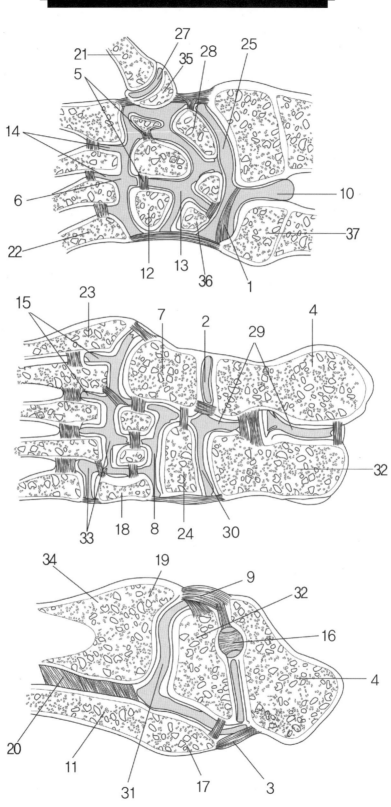

(33) Tarsometatarsal joint(발목발허리관절; 족근중족관절)

(34) Tibia(정강뼈; 경골)

(35) Trapezium bone(큰마름뼈; 대능형골)

(36) Triquetrum(세모뼈; 삼각골)

(37) Ulna(자뼈; 척골)

제4장

근육계통 Muscular system

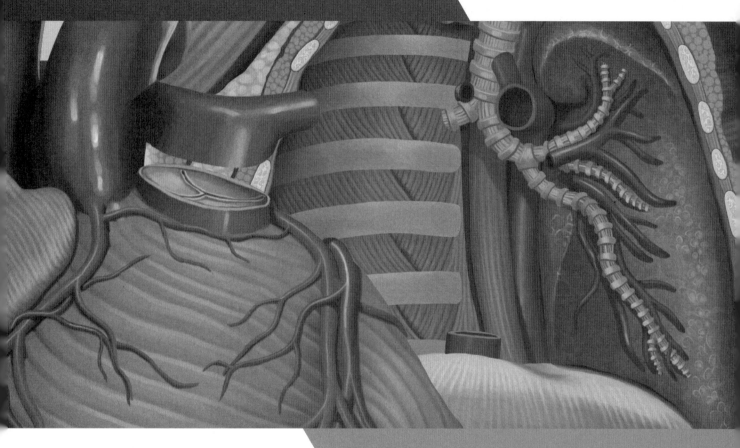

27 얼굴의 표정근육

Muscle of facial expression

다음 그림에서 질문에 맞는 답의 번호를 기입하시오.

1) 휘파람이나 악기를 불 때 사용되는 근육은?

2) 보조개를 형성하는 근육은?

3) 이마에 주름을 형성하거나 눈썹을 올리는 근육은?

정답 : **1.** 1 **2.** 12 **3.** 6

정답

(1) Buccinator(볼근; 협근)
(2) Corrugator supercilii(눈썹주름근; 추미근)
(3) Depressor anguli oris(입꼬리내림근; 구각하체근)
(4) Depressor labii inferioris(아랫입술내림근; 하순하체근)

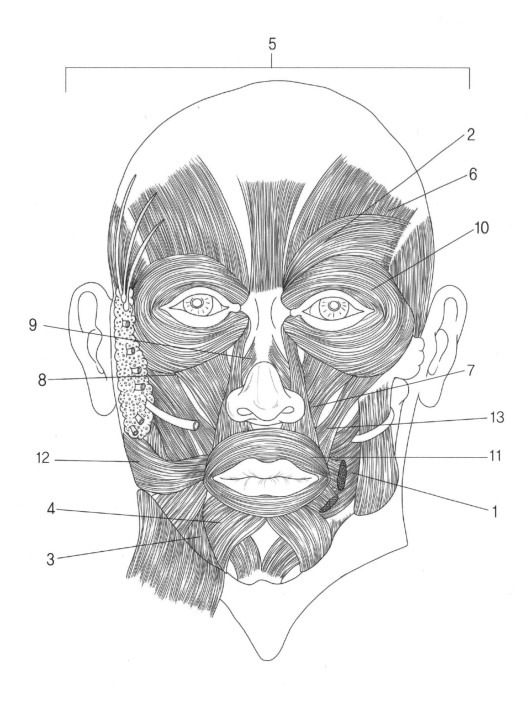

5) Facial muscle(얼굴근육; 안면근)

6) Frontalis(이마근; 전두근)

7) Levator anguli oris(입꼬리올림근; 구각거근)

8) Levator labii superioris(위입술올림근; 상순거근)

9) Nasalis(코근; 비근)

10) Orbicularis oculi(눈둘레근; 안륜근)

11) Orbicularis oris(입둘레근; 구륜근)

12) Risorius(입꼬리당김근; 소근)

13) Zygomaticus major and minor(큰, 작은광대근; 대, 소 관골근)

28 얼굴과 목의 얕은 근육
Superficial muscle of face and neck

다음 그림에서 질문에 맞는 답의 번호를 기입하시오.

1) 음식을 씹을때 가장 강하게 작용하는 근육은?

2) 눈주위를 둥그렇게 싸고 있는 근육은?

3) 빗장뼈와 복장뼈에서 일어나 관자뼈의 꼭지돌기에 닿는 근육은?

정답 : **1.** 4 **2.** 6 **3.** 8

정답

(1) Buccinator(볼근; 협근)
(2) Epicranial aponeurosis(머리덮개널힘줄; 모상건막)
(3) Frontalis(이마근; 전두근)
(4) Masseter(깨물근; 교근)
(5) Occipitalis(뒤통수근; 후두근)
(6) Orbicularis oculi(눈둘레근; 안륜근)
(7) Orbicularis oris(입둘레근; 구륜근)
(8) Sternocleidomastoid(목빗근; 흉쇄유돌근)
(9) Temporalis(관자근; 측두근)
(10) Zygomaticus major(큰광대근; 대관골근)

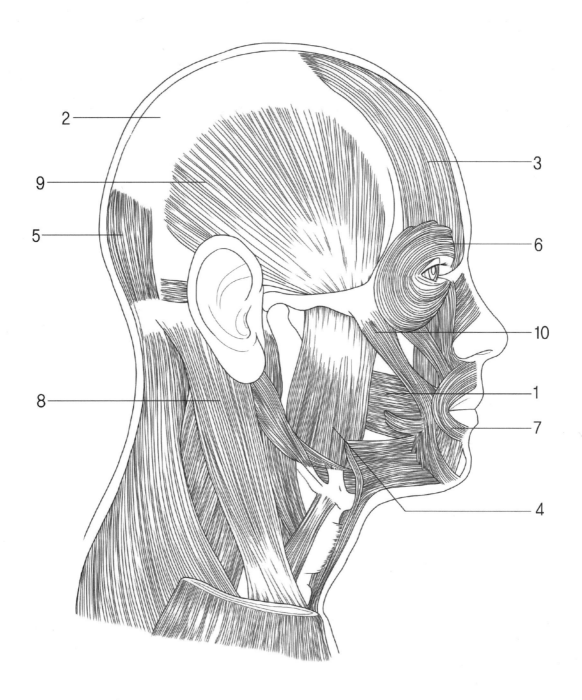

목의 앞·뒤 삼각

Anterior and posterior triangles of the neck

다음 그림에서 질문에 맞는 답의 번호를 기입하시오.

1) 두힘살근중 얼굴신경의 지배를 받는 근육은?

2) 어깨목뿔근의 아래힘살에 해당되는 것은?

3) 어깨뼈와 목뿔뼈를 잇는 근육은?

정답 : **1.** 2　　**2.** 8　　**3.** 7

인체해부학 실습

정답

(1) Clavicle(빗장뼈; 쇄골)

(2)-1 Digastric(anterior belly) (두힘살근, 앞힘살)

(2)-2 Digastric muscle posterior belly(두힘살근; 뒤힘살)

(3) Hyoid bone(목뿔뼈; 뼈설골)

(4) Levator scapulae muscle(어깨올림근; 견갑거근)

(5) Masseter muscle(깨물근; 교근)

(6) Mylohyoid muscle(턱목뿔근; 악설골근)

(7) Omohyoid muscle, superior belly(어깨목뿔근; 견갑설골근)

(8) Omohyoid muscle, inferior belly(어깨목뿔근; 견갑설골근)

(9) Scalenus anterior muscle(앞목갈비근; 전사각근)

(10) Scalenus medius muscle(중간목갈비근; 중사각근)

(11) Splenius capitis muscle(머리널판근; 두판상근)

(12) Sternocleidomastoid muscle(목빗근; 흉쇄유돌근)

(13) Sternohyoid muscle(복장목뿔근; 흉골설골근)

(14) Stylohyoid muscle(붓목뿔근; 경상설골근)

(15) Trapezius muscle(등세모근; 승모근)

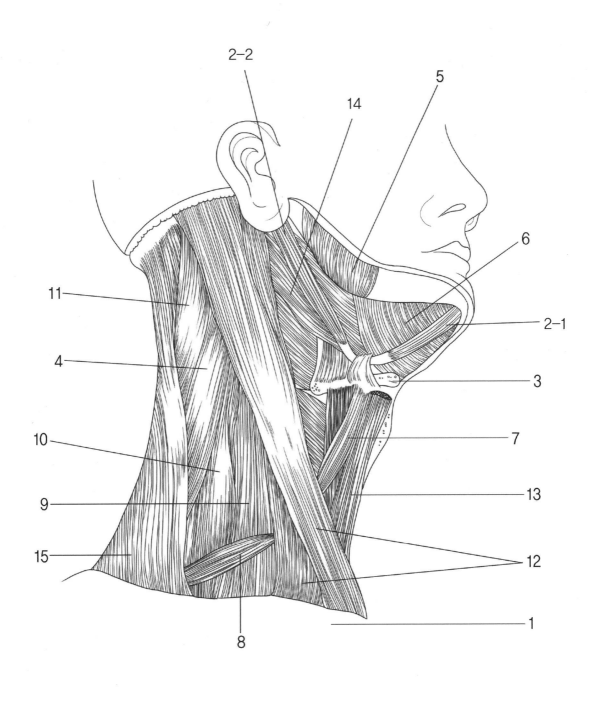

다음 그림에서 질문에 맞는 답의 번호를 기입하시오.

1) 뒤통수밑 삼각의 아래를 형성하는 근육은?

2) 머리뒤쪽을 판상모양으로 덮고있는 근육은?

3) 척추세움근중 중간에 위치하고 있는 근육은?

정답 : **1.** 1   **2.** 8   **3.** 3

정답

(1) Inferior oblique muscle(아래빗근; 하사근)

(2) Ligamentum nuchae(목덜미인대; 항인대)

(3) Longissimus capitis muscle(가장긴근; 최장근)

(4) Rectus capitis posterior major muscle(큰뒤머리곧은근; 대후두직근)

(5) Rectus capitis posterior minor muscle(작은뒤머리곧은근; 소후두직근)

(6) Semispinalis capitis muscle(머리반가시근; 두반극근)

(7) Semispinalis cervicis muscle(목반가시근; 경반극근)

(8) Splenius capitis muscle(머리널판근; 두판상근)

(9) Suboccipital triangle(뒤통수밑삼각; 후두하삼각)

(10) Superior oblique(위빗근; 상사근)

(11) Trapezius muscle(등세모근; 승모근)

(12) Vertebral artery(척추동맥; 추골동맥)

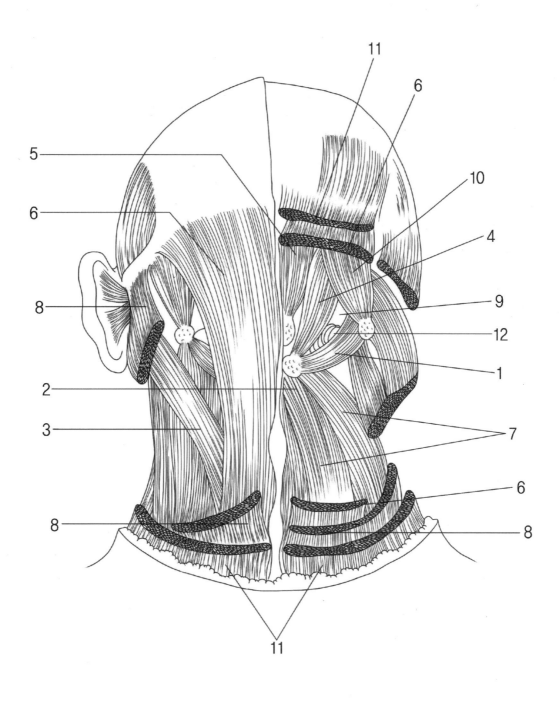

31 앞쪽 몸통 근육
Anterior muscle of trunk

다음 그림에서 질문에 맞는 답의 번호를 기입하시오.

1) 유방을 형성하며 가슴신경(안쪽.가쪽신경)의 지배를 받은 근육은?

2) 복압을 높여주는 기능을 갖고 있는 근육은?

3) 갈비사이근육중 들숨을 도와주는 근육은?

정답 : **1.** 8 **2.** 10 **3.** 3

정답

(1) Aponeurosis of external oblique(배바깥빗근의 널힘줄; 외복사근의 건막)
(2) Deltoid(어깨세모근; 승모근)
(3) External intecostals(바깥갈비사이근; 외늑간근)
(4) External oblique(배바깥빗근; 외복사근)
(5) Internal intecostals(속갈비사이근; 내늑간근)
(6) Internal oblique(배속빗근; 내복사근)
(7) Linea alba(백색선; 백선)
(8) Pectoralis major(큰가슴근; 대흉근)
(9) Pectoralis minor(작은가슴근; 소흉근)
(10) Rectus abdominis(배곧은근; 복직근)
(11) Serratus anterior(앞톱니근; 전거근)
(12) Sternocleidomastoid(목빗근; 흉쇄유골근)
(13) Transverse abdominis(배가로근; 복횡근)
(14) Trapezius(등세모근; 승모근)

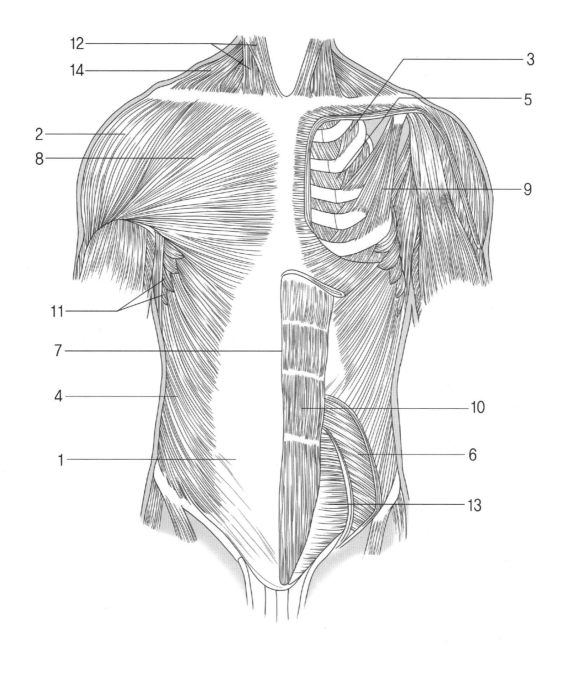

32 뒤쪽 몸통 근육

Posterior of trunk

다음 그림에서 질문에 맞는 답의 번호를 기입하시오.

1) 삼각형모양으로 겨드랑신경이 지배하며 수평모음과 벌림에 관여하는 근육은?

2) 삼각형모양의 근육으로 더부신경과 척수신경의 이중신경지배를 받는 근육은?

3) 어깨밑 신경의 지배를 받으며 큰원형모양의 근육으로 위팔의 모음 및 안쪽돌림에 관여하는 근육은?

정답 : **1.** 1 **2.** 9 **3.** 7

정답

(1) Deltoid(어깨세모근; 삼각근)
(2) Infraspinatus(가시아래근; 극하근)
(3) Latissimus dorsi(넓은등근; 광배근)
(4) Levator scapula(어깨올림근; 견갑거근)
(5) Rhomboid(마름근; 능형근)
(6) Supraspinatus(가시위근; 극상근)
(7) Teres major(큰원근; 대원근)
(8) Teres minor(작은원근; 소원근)
(9) Trapezius(등세모근; 승모근)

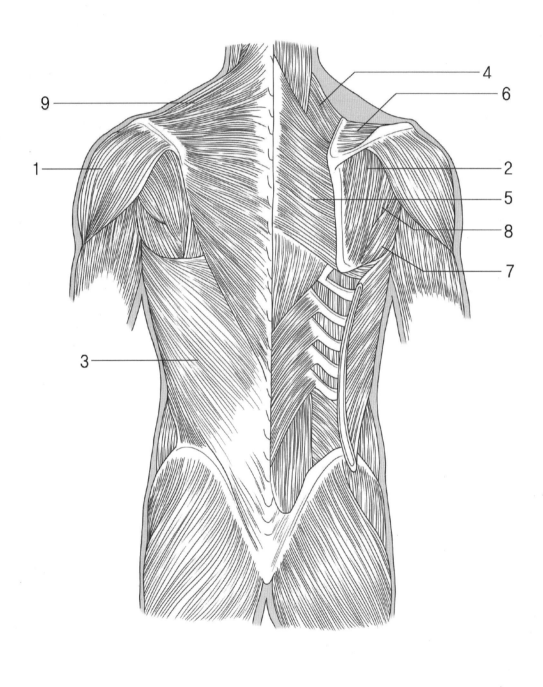

9

4

6

1

2

5

8

7

3

다음 그림에서 질문에 맞는 답의 번호를 기입하시오.

1) 회선근개를 형성하는 근육의 하나로 겨드랑신경의 지배를 받는 근육은?

2) 어깨밑오목에 부착하는 근육으로 어깨밑 신경의 지배를 받는 근육은?

3) 위팔에서 가쪽머리와 안쪽머리와 함께 근육을 이루며 폄근에 해당되는 것은?

정답 : 1. 17   **2.** 15   **3.** 13

정답

(1) Acromioclavicular ligament(봉우리빗장인대; 견봉쇄골인대)

(2) Acromion(봉우리; 견봉)

(3) Clavicle(빗장뼈; 쇄골)

(4) Coracoacromial ligament(부리봉우리인대; 오훼견봉인대)

(5) Coracoclavicular ligament(부리빗장인대; 오훼쇄골인대)

(6) Coracoid process(부리돌기; 오훼돌기)

(7) Deltoid(어깨세모근; 삼각근)

(8) Humerus(위팔뼈; 상완골)

(9) Infraspinatus muscle(가시아래근; 극하근)

(10) Inferior angle of scapula(어깨뼈아래각; 견갑하각)

(11) Levator scapula(어깨올림근; 견갑거근)

(12) Long head of biceps brachii muscle(위팔두갈래근긴갈래; 상완이두근장두)

(13) Long head of triceps brachii(위팔세갈래근긴갈래; 상완 삼두근장두)

(14) Spine of scapula(어깨뼈가시; 견갑극)

(15) Subscapularis muscle(어깨밑근; 견갑하근)

(16) Supraspinatus muscle(가시위근; 극상근)

(17) Teres minor muscle(작은원근; 소원근)

(18) Teres major muscle(큰원근; 대원근)

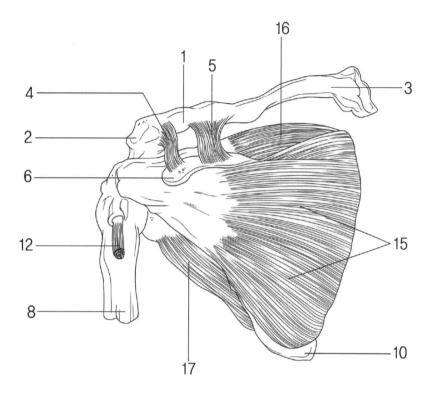

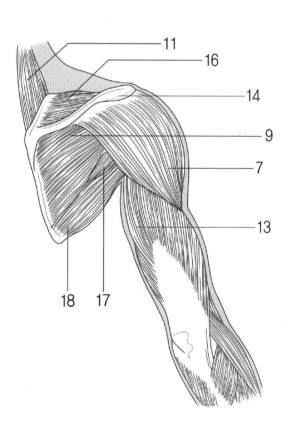

앞쪽 어깨 근육
Anterior of shoulder muscle

다음 그림에서 질문에 맞는 답의 번호를 기입하시오.

1) 위팔뼈의 결절사이고랑을 통과하는 근육은?

2) 어깨밑오목에 부착하고 있으며 회선근개의 구성 근육중의 하나는?

3) 위팔뼈를 싸고 있으며 아래팔을 굽히는 역할을 하는 근육은?

정답 : **1.** 5 **2.** 8 **3.** 2

정답

(1) Biceps brachii muscle(위팔두갈래근; 상완이두근)

(2) Brachialis(위팔근; 상완근)

(3) Clavicle(빗장뼈; 쇄골)

(4) Deltoid muscle(어깨세모근; 삼각근)

(5) Long head of biceps brachii(위팔두갈래근의 긴갈래)

(6) Medial border of scapula(어깨뼈의 안쪽모서리; 견갑골내측연)

(7) Short head ofbiceps brachii(위팔두갈래근의 짧은 갈래; 상완이두근 단두)

(8) Subscapularis muscle(어깨아래근; 견갑하근)

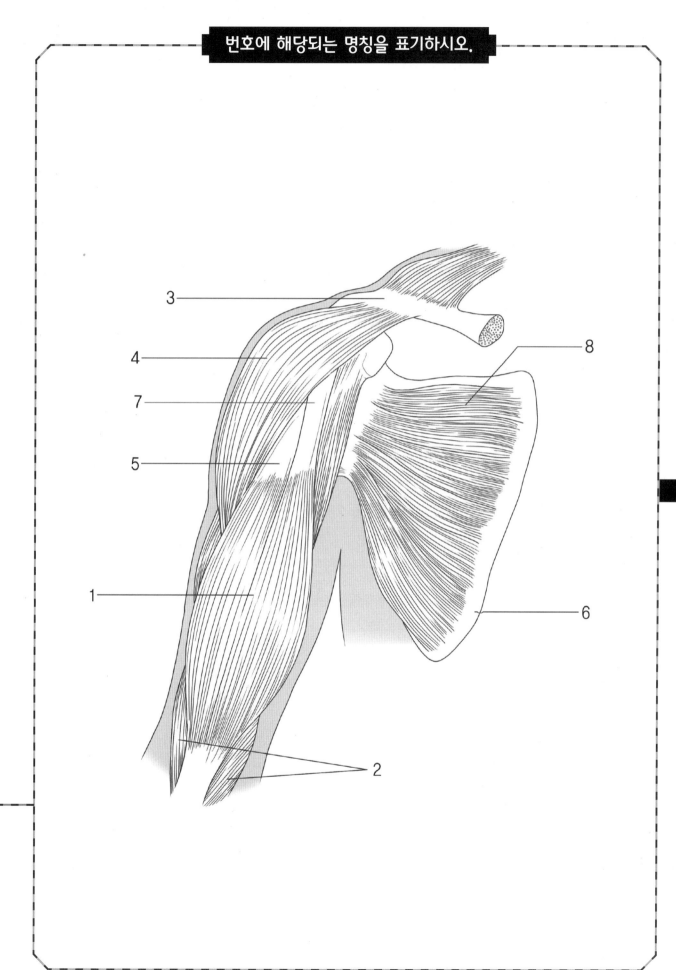

위팔의 가로면
Cross section of the upper arm

다음 그림에서 질문에 맞는 답의 번호를 기입하시오.

1) 어깨의 부리돌기에서 일어나 위팔뼈에 닿는 근육으로 위팔의 굽힘에 관여하는 근육은?

2) 위팔근육중 팔꿈치근과 함께 노신경의 지배를 받는 근육은?

3) 어깨뼈가시의 아래에 위치하며 작은원근을 싸고 있으며 회선근개를 형성하는 근육은?

인
체
해
부
학
실
습

정답 : 1. 4 　2. 7 　3. 6

정답
----

(1) Biceps brachii long&short head(위팔두갈래근
　　긴갈래&짧은갈래; 상완이두근 장두&단두)

(2) Biceps brachii muscle(위팔두갈래근; 상완이두근)

(3) Brachialis(위팔근; 완요골근)

(4) Coracobrachialis muscle(부리위팔근; 오훼완근)

(5) Deltoid(어깨세모근; 삼각근)

(6) Infraspinatus(가시아래근; 극하근)

(7) Triceps brachii lateral(위팔세갈래근; 상완삼두근)

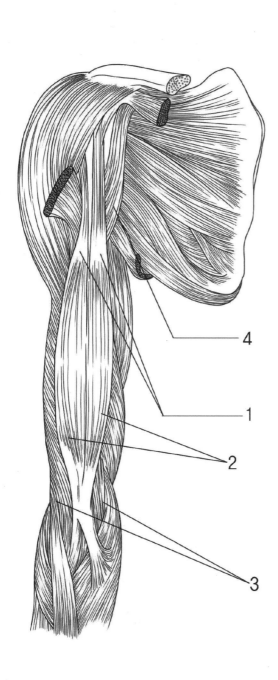
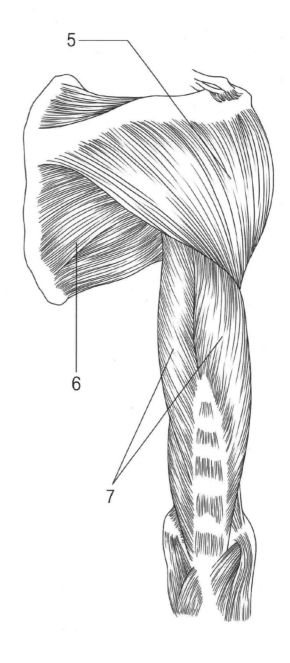

5

4

1

2

3

6

7

아래팔 굽힘근
Forearm flexion muscle

다음 그림에서 질문에 맞는 답의 번호를 기입하시오.

1) 손가락 끝마디에 부착하여 손끝을 굽힐수 있도록 도와주는 근육은?

2) 대부분 엄지 두덩에 위치하며 거의 정중신경의 지배를 받는 근육은?

3) 손바닥널힘줄에 닿는 근육으로 정중신경의 지배를 받는 근육은?

정답 : **1.** 6   **2.** 14   **3.** 11

인체해부학 실습

정답

(1) Biceps brachii muscle(위팔두갈래근; 상완이두근)

(2) Brachialis muscle(위팔근; 상완근)

(3) Brachioradialis muscle(위팔노근; 상완요골근)

(4) Flexor carpi radialis muscle(노쪽손목굽힘근; 요측수근굴근)

(5) Flexor carpi ulnaris muscle(자쪽손목굽힘근; 척측수근굴근)

(6) Flexor digitorum profundus(깊은손가락굽힘근; 심지굴근)

(7) Flexor digitorum superficialis(얕은손가락굽힘근; 천지굴근)

(8) Flexor pollicis longus muscle(긴엄지굽힘근; 장무지굴근)

(9) Hypothenar muscle(새끼두덩근; 소지구근)

(10) Medial epicondyle of humerus(위팔뼈의 안쪽위관절융기; 상완골의 내측상과)

(11) Plamaris longus muscle(긴손바닥근; 장장근)

(12) Pronator quadratus muscle(네모엎침근; 방형회내근)

(13) Pronator teres muscle(원엎침근; 원회내근)

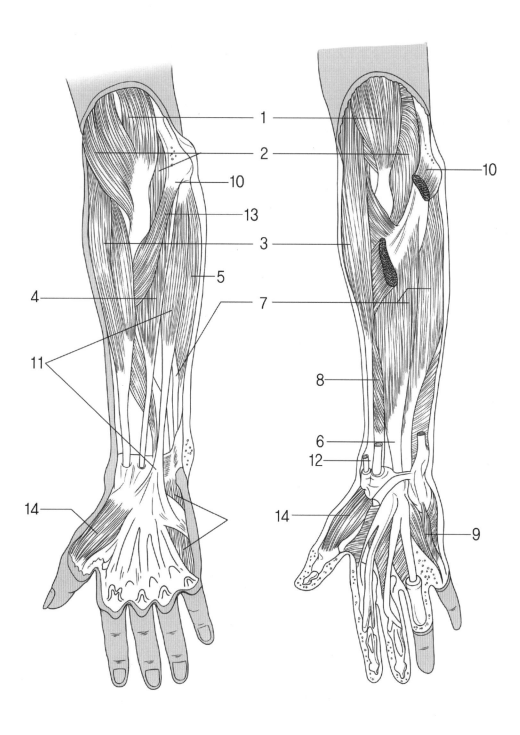

1

2

10

13

3

5

4

11

7

8

6

12

14

14

9

다음 그림에서 질문에 맞는 답의 번호를 기입하시오.

1) 긴엄지폄근과 함께 코담배값을 형성하는 근육의 하나로 노신경의 지배를 받는 근육은?

2) 자뼈의 팔꿈치머리에 닿으며 위팔세갈래근과 같이 노신경의 지배를 받아 아래팔을 펴주는 역할을 하는 근육은?

3) 2-5지의 손가락을 펴주는 역할을 하는 근육은?

정답 : 1. 9　　2. 2　　3. 7

인체해부학 실습

정답

(1) Abductor pollicis longus muscle(긴엄지벌림근; 장무지외전근)

(2) Anconeus muscle(팔꿈치근; 주근)

(3) Extensor carpi radialis longus muscle(긴노쪽손목폄근; 장요측수근신근)

(4) Extensor carpi radialis brevis muscle (짧은노쪽손목폄근; 단요측수근신근)

(5) Extensor carpi ulnaris muscle(자쪽손목폄근; 척측수근신근)

(6) Extensor digiti minimi muscle(새끼손가락폄근; 소지신근)

(7) Extensor digitorum muscle(손가락폄근; 지신근)

(8) Extensor indicis muscle(집게폄근; 시지신근)

(9) Extensor pollicis brevis muscle(짧은엄지폄근; 단모지신근)

(10) Extensor pollicis longus muscle(긴엄지폄근; 장무지신근)

(11) First dorsal interosseous muscle(첫째뼈 사이근; 제1배측골간근)

(12) Interossei(뼈사이근; 골간근)

(13) Lateral epicondyle of humerus(위팔뼈의가쪽위관절융기; 상완골의외측상과)

(14) Olecranon (팔꿈치머리; 주두)

(15) Supinator muscle(손뒤침근; 회외근)

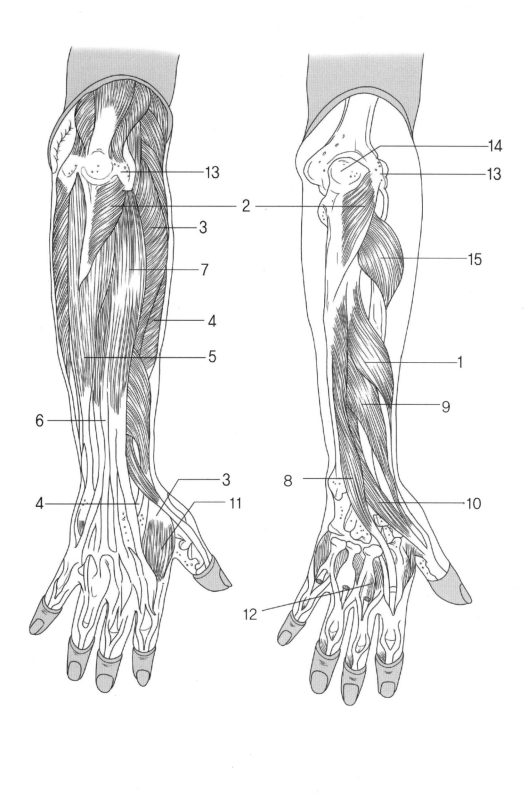

손의 근
Muscle of the palm

다음 그림에서 질문에 맞는 답의 번호를 기입하시오.

1) 엄지두덩근육에 속하나 유일하게 자신경의 지배를 받은 근육은?

2) 1-4두로 되어 있으며 1-2두는 정중신경 3-4두는 자신경의 지배를 받는 근육은?

3) 자신경의 손상으로 인한 근육위축으로 갈구리손을 초래하는 근육은?

정답 : **1.** 4 **2.** 13 **3.** 9

인체해부학 실습

정답

(1) Abductor digiti minimi muscle(새끼벌림근; 소지외전근)

(2) Abductor pollicis brevis muscle(짧은엄지벌림근; 단무지외전근)

(3) Abductor pollicis longus muscle(긴엄지벌림근; 장무지외전근)

(4) Adductor pollicis muscle(엄지모음근; 무지내전근)

(5) Flexor carpi redialis muscle(노쪽손목굽힘근; 요측수근굴근)

(6) Flexor carpi ulnaris muscle(자쪽손목굽힘근; 척측수근굴근)

(7) Flexor digiti minimi muscle(새끼굽힘근; 소지굴근)

(8) Flexor digitorum tendons(손가락굽힘건; 지굴건)

(9) First dorsal interosseous muscle(첫번째등쪽뼈사이근; 첫번째배측골간근)

(10) Flexor pollicis brevis muscle(짧은엄지굽힘근; 단무지굴근)

(11) Flexor retinoculum(굽힘근지지띠; 굴근지대)

(12) Flexor sheaths(굽힘초; 굴근초)

(13) Lumbricales muscle(벌레근; 충양근)

(14) Opponens digiti minimi muscle(새끼맞섬근; 소지대립근)

(15) Opponens pollicis muscle(엄지맞섬근; 무지대립근)

(16) Ulnar artery(자동맥; 척골동맥)

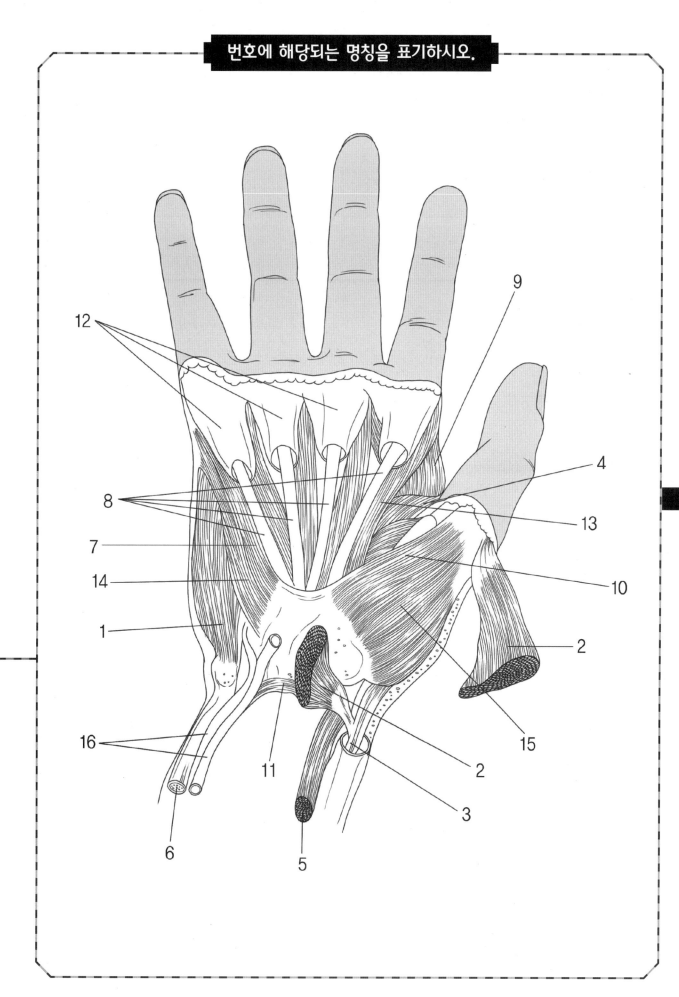

앞 넙다리 근육
Anterior of femoral muscle

다음 그림에서 질문에 맞는 답의 번호를 기입하시오.

1) 인체에서 가장 긴 근육은?

2) 무릎인대를 형성하는 근육은?

3) 엉덩정강근막에 힘줄에 닿는 근육은?

정답 : 1. 8   2. 14   3. 9

정답

(1) Adductor longus(긴모음근; 장내전근)

(2) Adductor magnus(큰모음근; 대내전근)

(3) Gracilis(두덩정강근; 박근)

(4) Iliopsoas(엉덩허리근; 장요근)

(5) Iliotibal tract tendon(엉덩정강근막띠힘줄; 장경인대)

(6) Patella(무릎뼈; 슬개골)

(7) Rectus femoris (part of quadriceps femoris)(넙다리곧은근(넙다리네갈래근의 부분); 대퇴직근)

(8) Sartorius(넙다리빗근; 봉공근)

(9) Tensor fasciae latae(넙다리근막긴장근; 대퇴근막장근)

(10) Vastus lateralis (part of quadriceps femoris)(가쪽넓은근(넙다리네갈래근의 부분); 외측광근)

(11) Vastusmedialis(part of quadriceps femoris)(중간넓은근(넙다리네갈래근의 부분); 중간광근)

(12) 1st lumbar vertebra(첫번째허리뼈; 1요추)

(13) 12th rib(12번째갈비뼈; 12늑골)

(14) Tendon of quadriceps femoris(넙다리네갈래근의 힘줄; 대퇴사두근건)

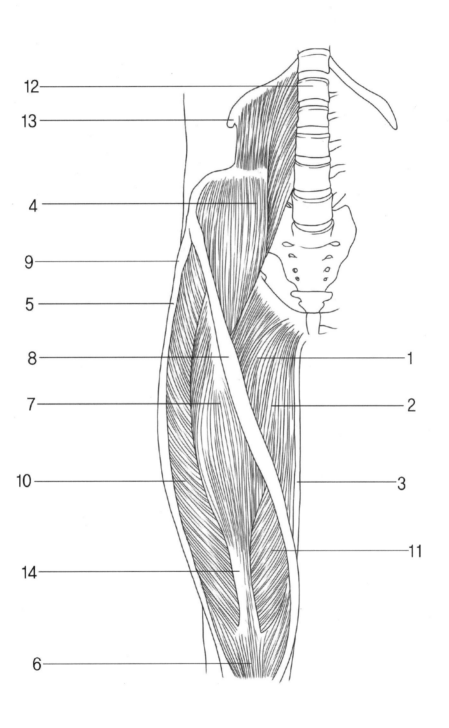

40 뒤 넙다리 근육

Posterior of femoral muscle

다음 그림에서 질문에 맞는 답의 번호를 기입하시오.

1) 넙다리두갈래 근육에서 온종아리 신경지배를 받는 것은?

2) 볼기근중 아래 볼기 신경의 지배를 받는 근육은?

3) 모음근중 가장 얕은 층에 위치하며 얇은 띠모양으로 무릎관절의 굽힘을 보조하는 것은?

정답 : **1.** 13 **2.** 4 **3.** 6

정답

(1) Adductor magnus(큰모음근; 대내전근)
(2) Biceps femoris(part of hamstrings)(넙다리두갈래근(오금위근육의부분); 대퇴이두근)
(3) Gastrocnemius(장딴지근; 비복근)
(4) Gluteus maximus(큰볼기근; 대둔근)
(5) Gluteus medius(중간볼기근; 중둔근)
(6) Gracilis(두덩정강근; 박근)
(7) Iliotibial-tract(엉덩정강근막띠; 장경인대)
(8) Lateral head(가쪽갈래; 외측두)
(9) Long head(긴갈래; 장두)
(10) Medial head(안쪽갈래; 내측두)
(11) Semimembranosus(part of hamstrings)(반막근; 반막양근)
(12) Semitendinosus(part of hamstrings)(반힘줄근(오름위근육의부분); 반건양근)
(13) Short head(짧은갈래; 단두)
(14) Popliteal fossa(오금; 슬와)

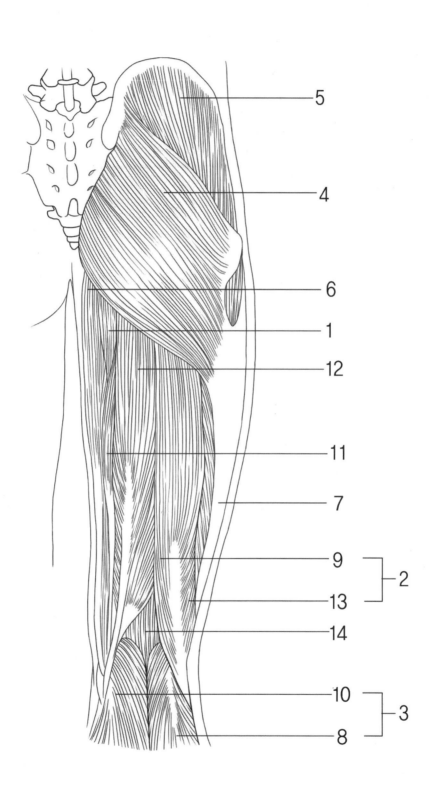

5

4

6

1

12

11

7

9

2

13

14

10

3

8

41 넙다리의 가로단면

Cross section of thigh

다음 그림에서 질문에 맞는 답의 번호를 기입하시오.

1) 모음근중 가장깊이 위치하며 위로는 짧은 모음근과 접하고 있는 근육은?

2) 슬건근중 갈래(머리)하나가 궁둥뼈 결절에서 일어나지 않은 것은?

3) 넙다리 네갈래 근육중 넙다리뼈에서 일어나지 않은 것은?

정답 : **1.** 2 **2.** 3 **3.** 6

정답

(1) Adductor longus muscle(긴모음근; 장내전근)
(2) Adductor magnus muscle(큰모음근; 대내전근)
(3) Biceps femoris muscle(넙다리두갈래근; 대퇴이두근)
(4) Femur(넙다리뼈; 대퇴골)
(5) Gracilis muscle(두덩정강근; 박근)
(6) Rectus femoris muscle(넙다리곧은근; 대퇴직근)
(7) Sartorius muscle(넙다리빗근; 봉공근)
(8) Semimembranosus muscle(반막근; 반막양근)
(9) Semitendinosus muscle(반힘줄근; 반건양근)
(10) Vastus intermedius muscle(중간넓은근; 중간광근)
(11) Vastus lateralis muscle(가쪽넓은근; 외측광근)
(12) Vastus medialis muscle(안쪽넓은근; 내측광근)

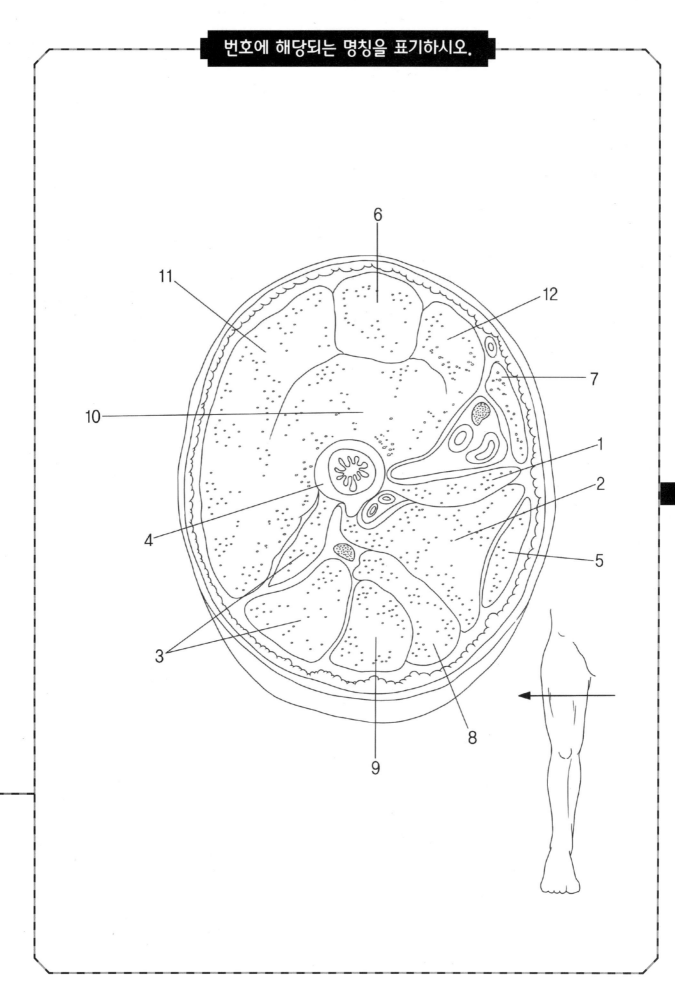

다음 그림에서 질문에 맞는 답의 번호를 기입하시오.

1) 궁둥신경이 이 근육아래에서 나와 보이는 것처럼 보이는 것은?

2) 폐쇄근으로서 엉치신경의 지배를 받으며 넙다리의 가쪽돌림에 관여하는 근육은?

3) 궁둥뼈가시에 부착하여 궁둥뼈 구멍을 형성하는 인대는?

정답 : **1.** 4   **2.** 3   **3.** 6

정답

(1) Gemellus superior(위쌍동이근; 상쌍자근)

(2) Gemellus inferior(아래쌍동이근; 하쌍자근)

(3) Obturator interus(안쪽폐쇄근; 내폐쇄근)

(4) Piriformis muscle(궁둥구멍근; 이상근)

(5) Quadratus femoris(넙다리네모근; 대퇴방형근)

(6) Sacrospinal ligament(엉치가시인대; 천극인대)

(7) Sacrotuberous ligament(엉치결절인대; 천결절인대)

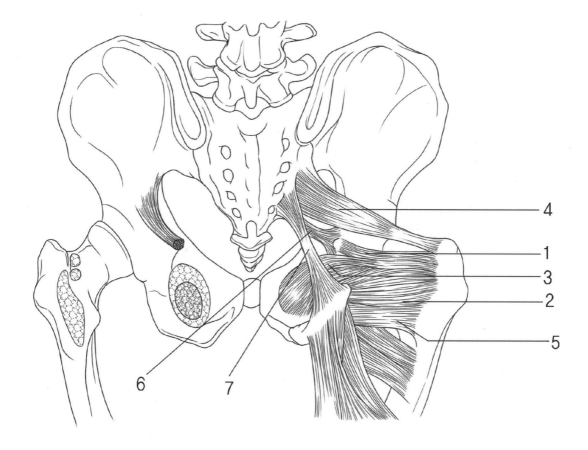

43

종아리 근육
Leg muscle

다음 그림에서 질문에 맞는 답의 번호를 기입하시오.

1) 발꿈치뼈의 융기에 부착하는 강인한 인대는?

2) 건반사에 자주 사용되는 것은?

3) 가자미근과 함께 다리 세갈래근을 형성하는 것은?

정답 : **1.** 1　　**2.** 10　　**3.** 6

정답

(1) Achilles tendon(발꿈치힘줄; 아킬레스건)

(2) Biceps femoris muscle(넙다리두갈래근; 대퇴이두근)

(3) Extensor digitorum brevis muscle(짧은발가락펴짐근; 단지신근)

(4) Extensor digitorum longus muscle(긴발가락펴짐근; 장지신근)

(5) Extensor hallucis longus muscle(긴엄지펴짐근; 장무지신근)

(6) Gastrocnemius muscle(장딴지근; 비복근)

(7) Iliotibial band(엉덩정강근막띠; 장경인대)

(8) Lateral malleolus of the fibula(종아리뼈의 가쪽복사; 비골외과)

(9) Patella(무릎뼈; 슬개골)

(10) Patella ligament(무릎인대; 슬개인대)

(11) Peroneus brevis muscle(짧은종아리근; 단비골근)

(12) Peroneus longus muscle(긴종아리근; 장비골근)

(13) Peroneus tertius muscle(셋째종아리근; 비골근)

(14) Soleus muscle(가자미근)

(15) Tibial tuberosity(정강뼈거친면; 경골조면)

(16) Tibialis anterior muscle(앞정강근; 전경골근)

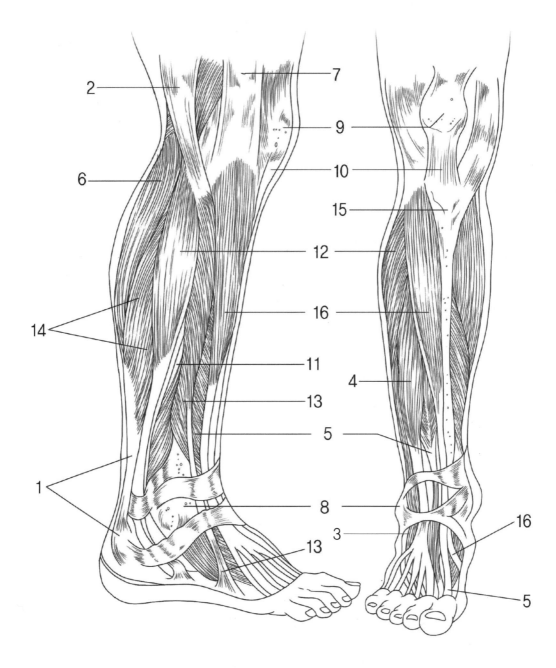

제 4 장 근육계통

44

발의 근육
Muscle of foot

다음 그림에서 질문에 맞는 답의 번호를 기입하시오.

1) 둘째발바닥층을 형성하는 근육으로 안쪽 및 가쪽 발바닥신경이 지배하는 근육은?

2) 벌레근과 같이 유일하게 둘째발바닥층을 구성하며 가쪽 발바닥신경이 지배하는 근육은?

3) 2-5지의 발가락을 굽히는 길다란 근육은?

정답 : 1. 10   **2.** 12   **3.** 7

인체해부학 실습

정답

(1) Abductor digiti minimi muscle(새끼벌림근; 소지외전근)

(2) Abductor hallucis muscle(엄지벌림근; 무지외전근)

(3) Adductor hallucis muscle(엄지모음근; 무지내전근)

(4) Calcaneus(발꿈치뼈; 종골)

(5) Flexor digiti minimi muscle(새끼굽힘근; 소지굴근)

(6) Flexor digitorum brevis muscle(짧은발가락굽힘근; 단지굴근)

(7) Flexor digitorum longus muscle(긴발가락굽힘근; 장지굴근)

(8) Flexor hallucis brevis muscle(짧은엄지굽힘근; 단무지굴근)

(9) Flexor hallucis longus muscle(긴엄지굽힘근; 장무지굴근)

(10) Lumbricales muscle(벌레근; 충양근)

(11) Peroneus longus muscle(긴종아리근; 장비골근)

(12) Quadratus plantae muscle(발바닥네모근; 족척방형근)

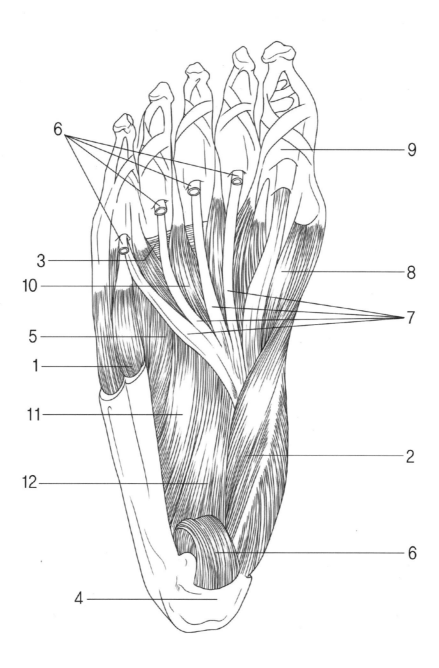

6

9

3

10

8

5

7

1

11

2

12

6

4

제5장

신경계통 Nervous system

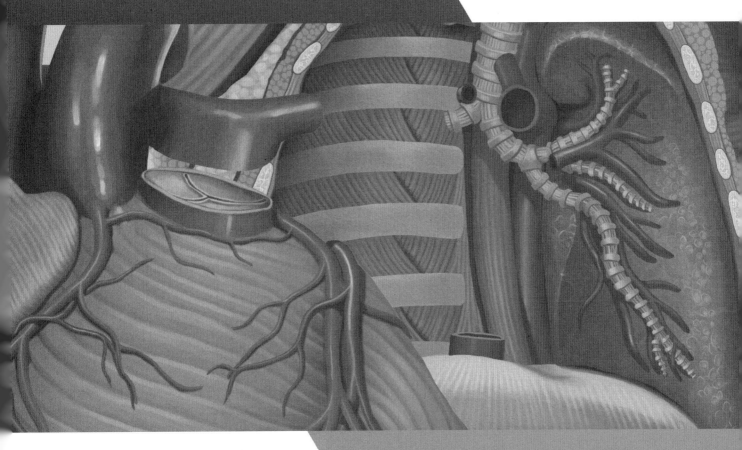

45 신경조직의 구성

Components of the nervous tissue

다음 그림에서 질문에 맞는 답의 번호를 기입하시오.

1) 말이집으로 싸여 있지 않고 끊어져 있는 부분은?

2) 각 신경섬유를 싸고 있는 막은?

3) 니슬소체는 없으며 세포체에서 출발하는 작은 원추상 모양의 구조물은?

정답 : **1.** 8 **2.** 3 **3.** 1

정답

(1) Axon hillock(축삭둔덕; 축삭소구)
(2) Dendrites(가지돌기; 수상돌기)
(3) Endoneurium(신경속막; 신경내막)
(4) Myelin sheath(말이집; 수초)
(5) Myelinated axon(말이집축삭; 마이엘린축삭)
(6) Neuromuscular junctions(신경근육이음부; 신경근 연접)
(7) Nissle's body(니슬소체)
(8) Nodes of ranvier(신경섬유마디; 랑비에결절)
(9) Nucleus(핵)
(10) Nucleus of schwann cell(신경집세포핵)
(11) Skeletal muscle fiber(골격근섬유)
(12) Telodendria(축삭끝가지; 종말분지)

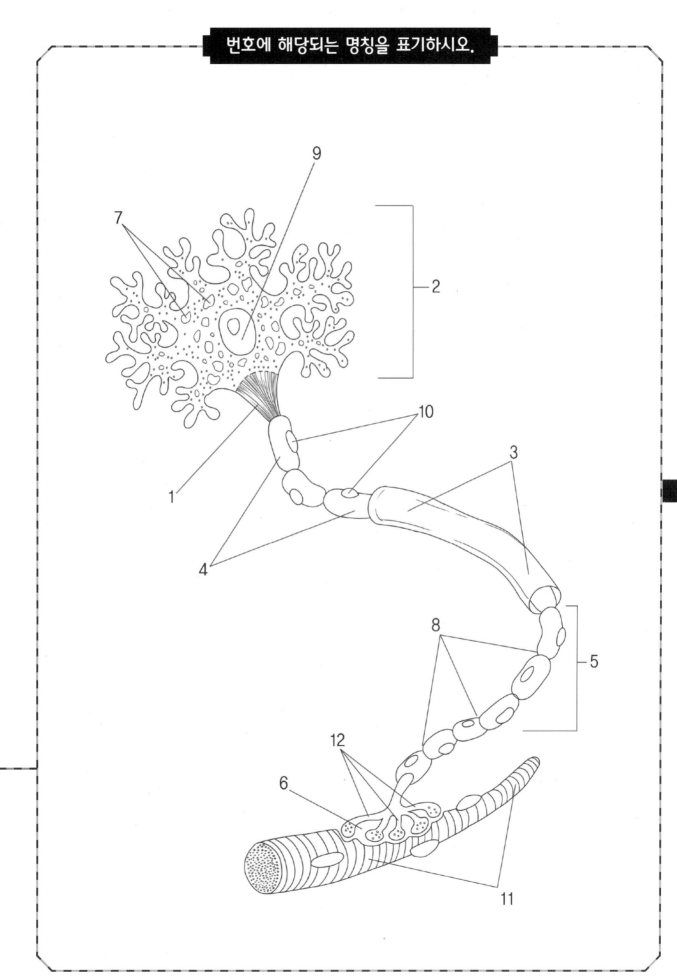

46 말이집 신경과 민말이집 신경

Myelinated and unmyelinated nerve

다음 그림에서 질문에 맞는 답의 번호를 기입하시오.

1) 세포체를 중심으로 양쪽으로 각각 축삭과 가지모양돌기가 있는 신경원은?

2) 중추신경계의 희소돌기아교세포와 비슷한 기능을 가지고 있는 것은?

3) 슈반세포를 싸고 있는 얇고 투명한 피막은?

정답 : **1.** 3 **2.** 15 **3.** 14

정답

(1) Axon(축삭)
(2) Basal lamina(바닥판; 치밀판)
(3) Bipolar neuron(두극신경세포; 아극신경원)
(4) Cell body(세포몸체; 세포체)
(5) Dendrite(가지돌기; 수상돌기)
(6) Endoneurium(신경속막; 신경내막)
(7) Internode(마디사이; 절간)
(8) Mitochondria(사립체)
(9) Myelin layer(말이집층; 마이엘린층)
(10) Multipolar neuron(뭇극신경원; 다극신경원)
(11) Neurolemma(신경집; 신경초)
(12) Node of Ranvier(신경섬유마디; 랑비에결절)
(13) Nucleus of schwann cell(신경집세포핵)
(14) Neurolemma(신경집)
(15) schwann cell(신경집 세포)

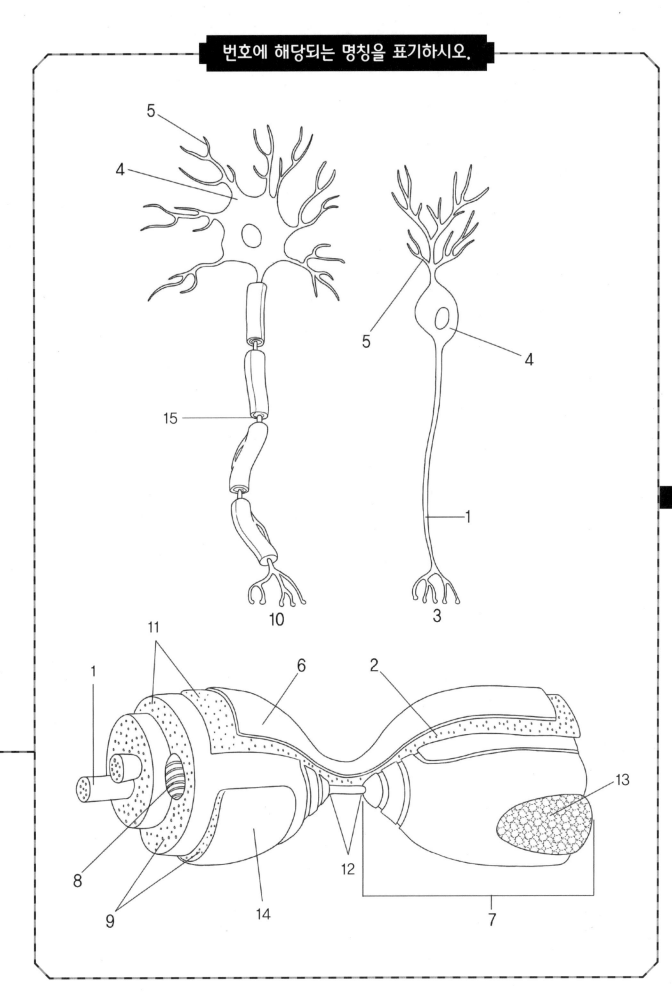

47 대뇌 겉질
Cerebral cortex

다음 그림에서 질문에 맞는 답의 번호를 기입하시오.

1) 이 부위가 손상될 경우 운동성실어증을 유발하는 것으로 알려진 곳은?

2) 브로드만영역, 41 ,42에 해당하는 부위는?

3) 이 부위가 손상될 경우 지각성실어증을 유발하는 것으로 알려진 곳은?

정답 : **1.** 2　**2.** 7　**3.** 4

정답

(1) Auditory association area(청각연합겉질)
(2) Broca's area(운동언어; 브로카영역)
(3) Central sulcus(중심고랑; 중심구)
(4) Gyrus(이랑; 회)
(5) Lateral sulcus(가쪽고랑; 외측구)
(6) Occipital lobe(뒤통수엽; 후두엽)
(7) Primary auditory area(청각영역)
(8) Postcentral gyrus(중심뒤이랑)
(9) Precentral gyrus(중심앞이랑)
(10) Prefrontal area(앞이마영역; 전전두영역)
(11) Premotor area(앞운동영역; 전운동영역)
(12) Somatosensory association area(몸감각연합영역; 체성감각연합영역)
(13) Sulcus(고랑; 구)
(14) Wernicke's area(베르니케영역)

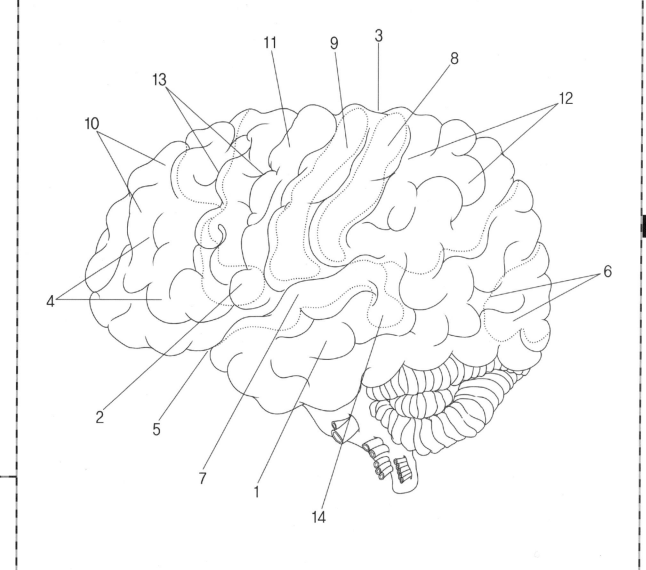

48

뇌의 정중시상면
Midsagital brain

다음 그림에서 질문에 맞는 답의 번호를 기입하시오.

1) 둘레계통의 겉질영역 일부분으로서 뇌들보 표면에 밀접하게 연결되어 있는 활모양의 구조는?

2) 1. 사이뇌에서 가장 넓고 끝에는 뇌하수체가 위치하고 있는 곳은?

3) 중간뇌에 위치하며 각각 시각과 청각에 관여하는 것은?

정답 : **1.** 5 **2.** 10 **3.** 17

정답

(1) Occipital cortex(뒤통수쪽겉질; 후두피질)

(2) Central sulcus(중심고랑; 중심구)

(3) Cerebellum(소뇌)

(4) Cerebral aqueduct(중간뇌수도관; 중뇌수도)

(5) Cingulate gyrus(띠이랑; 대상회)

(6) Corpus callosum(뇌들보; 뇌량)

(7) Fornix(뇌활; 뇌궁)

(8) Fourth ventricle(넷째뇌실; 제4뇌실)

(9) Hypophysis(뇌하수체)

(10) Hypothalamus(시상하부)

(11) Medulla oblongata(숨뇌; 연수)

(12) Midbrain(중간뇌; 중뇌)

(13) Optic chiasma(시각교차; 시신경교차)

(14) Pineal body(솔방울샘; 송과체)

(15) Pons(다리뇌; 교)

(16) Septum pellucidum(투명사이막; 투명중격)

(17) Superior&inferior colliculi(위둔턱&아래둔턱; 상구&하구)

(18) Thalamus(시상)

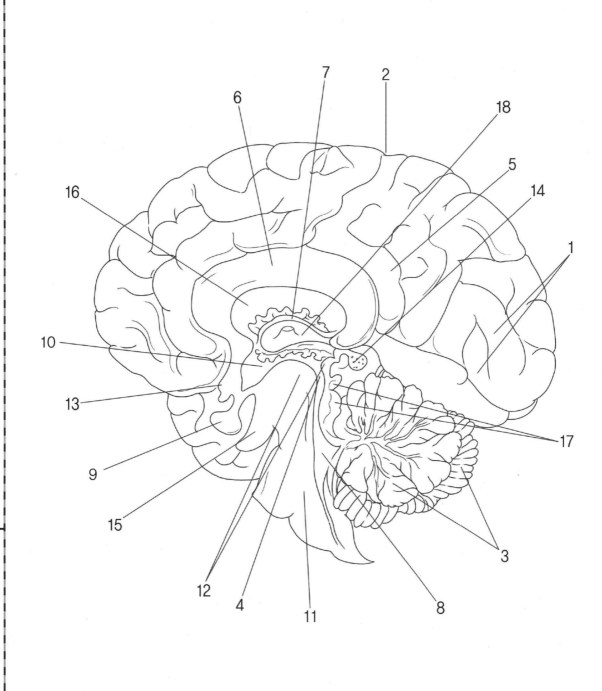

49

뇌신경
Cranial nerve

다음 그림에서 질문에 맞는 답의 번호를 기입하시오.

1) 뇌신경중 등쪽에서 나오는 유일한 신경은?

2) 9-12 뇌신경이 기시하는 뇌부위는?

3) 얼굴근육의 운동을 담당하며 얼굴근마비를 유발하는 얼굴신경외에 지각을 맡아보는 신경은?

정답 : **1.** 12   **2.** 6   **3.** 12

인체해부학 실습

정답

(1) Abducens nerve(갓돌림신경; 외전신경)

(2) Facial nerve(얼굴신경; 안면신경)

(3) Glossopharyngeal nerve(혀인두신경; 설인신경)

(4) Hypoglossal nerve(혀밑신경; 설하신경)

(5) Mammillary(유두체)

(6) Medullaoblongata(숨뇌; 연수)

(7) Oculomotor nerve(눈돌림신경; 동안신경)

(8) Olfactory bulbs(후각망울; 후구)

(9) Optic nerve(시각신경; 시신경)

(10) Pituitary gland(뇌하수체)

(11) Trigeminal nerve(삼차신경)

(12) Trochlear nerve(도르래신경; 활차신경)

(13) Vagus nerve(미주신경)

(14) Vestibulocochlear nerve(속귀신경; 전정와우신경)

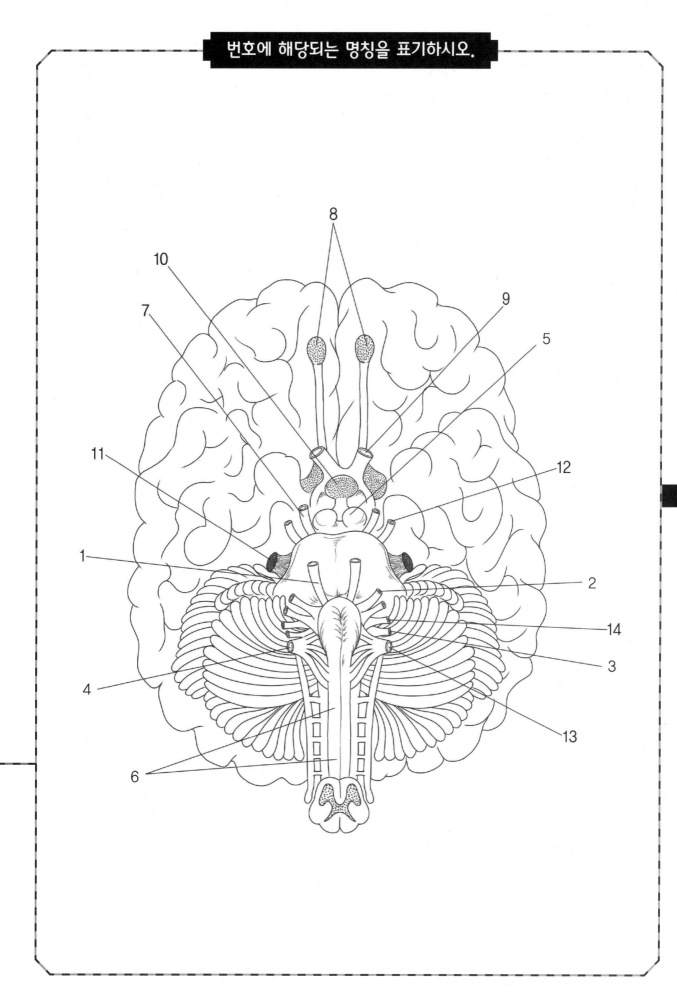

50 뇌의 수평면

Horizontal brain section

다음 그림에서 질문에 맞는 답의 번호를 기입하시오.

1) 조가비책과 창백핵을 합쳐서 일컫는 말은?

2) 멜라토닌분비와 생체리듬을 조절하는 부위는?

3) 각 뇌실에 위치하며 일정량의 뇌척수액을 생산하는 것은?

정답 : **1.** 9 **2.** 12 **3.** 1

정답

(1) Choroid plexus(맥락얼기; 맥락총)
(2) Corpus callosum(뇌들보; 뇌량)
(3) Fornix(뇌활; 뇌궁)
(4) Frontal lobe(이마엽; 전두엽)
(5) Head of the caudate nucleus(꼬리핵머리; 미상핵두)
(6) Internal capsule(속섬유막; 내낭)
(7) Lateral fissure(외측틈세; 외측열)
(8) Lateral ventricle(가쪽뇌실; 측뇌실)
(9) Lentiform nucleus(렌즈핵)
(10) Longitudinal fissure(세로틈세; 종열)
(11) Occipital lobe(뒤통수엽; 후두엽)
(12) Pineal body(솔방울샘; 송과체)
(13) Thalamus(시상)
(14) Third ventricle(셋째 뇌실; 제 3뇌실)

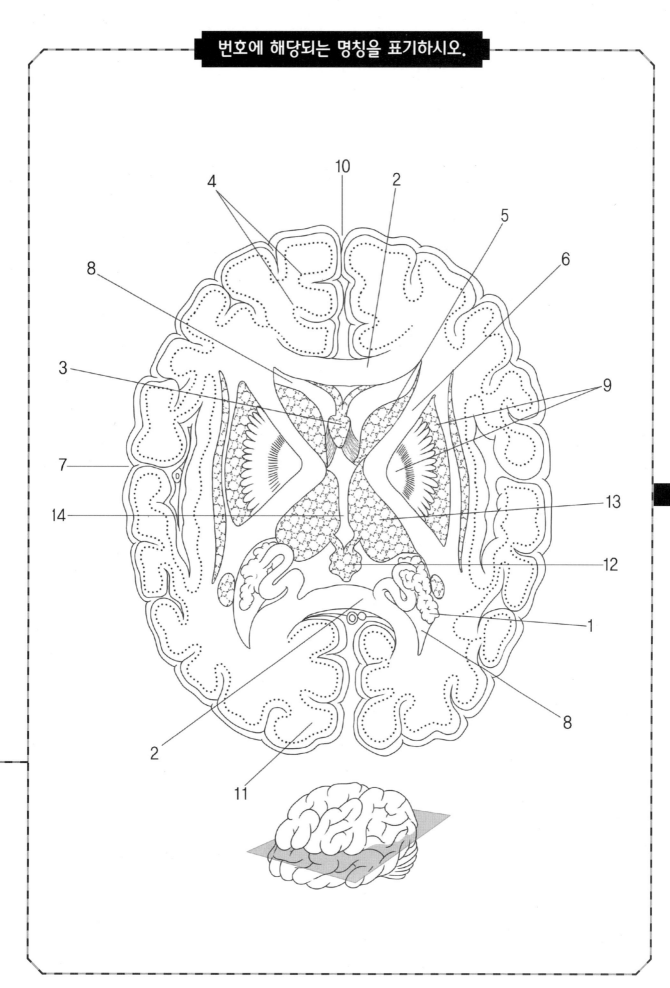

뇌척수막과 뇌척수액
Meninges and cerebrospinal fluid

다음 그림에서 질문에 맞는 답의 번호를 기입하시오.

1) 뇌척수액을 시상정맥굴로 내보내는 기능을 가지고 있는 것은?

2) 뇌척수액이 흐르는 공간은?

3) 뇌의 표면을 직접 싸고 있는 뇌막은?

인
체
해
부
학

실
습

정답 : **1.** 2　**2.** 10　**3.** 7

정답

(1) Arachnoid mater(거미막)

(2) Arachnoid villi(거미막융모)

(3) Dura mater(경질막; 경막)

(4) Falx cerebri(대뇌낫; 대뇌겸)

(5) Gray matter(회색질)

(6) Periosteum(뼈막; 골막)

(7) Pia mater(연질막; 연막)

(8) Scalp(머리덮개; 두피)

(9) Skull(머리뼈; 두개골)

(10) Subarachnoid space(거미막밑공간; 지주막하공간)

(11) Venous sinus(정맥굴)

(12) White matter(백색질)

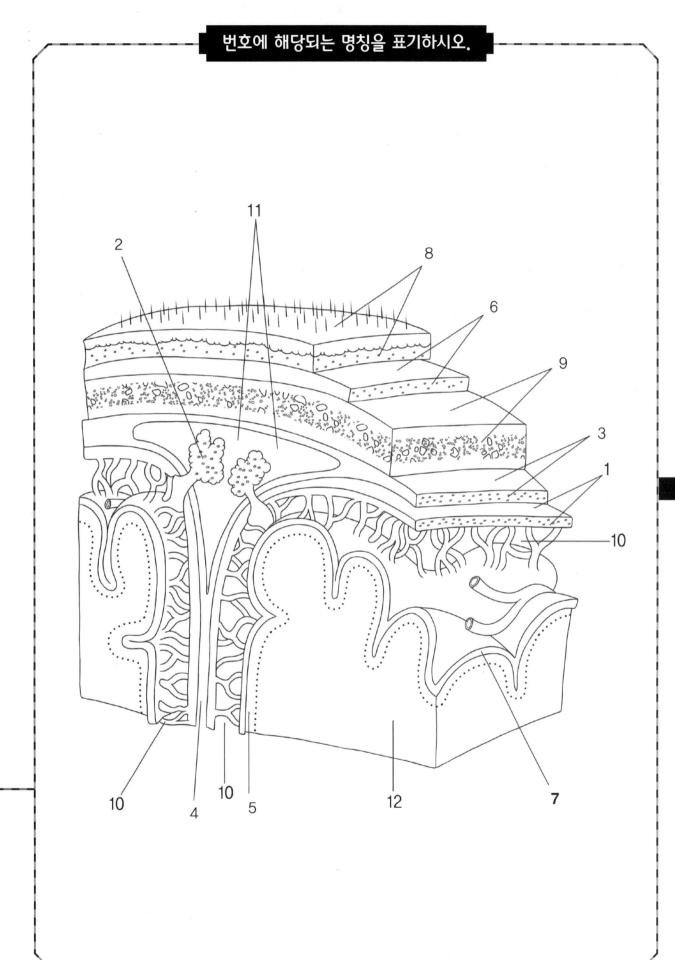

다음 그림에서 질문에 맞는 답의 번호를 기입하시오.

1) 선천성 물뇌증 (뇌수종)이 빈번한 유발 부위는?

2) 가쪽뇌실에서 3뇌실로 이어지는 구멍은?

3) 정중구와 가쪽구멍이 위치해 있는 뇌실부위는?

정답 : **1.** 2   **2.** 6   **3.** 4

정답

(1) Anterior horn(이마뿔; 전각)

(2) Cerebral aqueduct(중간뇌수도관; 중뇌수도)

(3) Choroid plexus(맥락얼기; 맥락총)

(4) Forth ventricle(넷째 뇌실; 제 4뇌실)

(5) Inferior horn(관자뿔; 하각)

(6) Interventricular foramina of monro(뇌실사이구멍; 실간공)

(7) Lateral ventricle(가쪽뇌실; 측뇌실)

(8) Massa intermedia(중간덩이; 중간괴)

(9) Posterior horn(뒤통수뿔; 후각)

(10) Third ventricle(셋째 뇌실; 제 3뇌실)

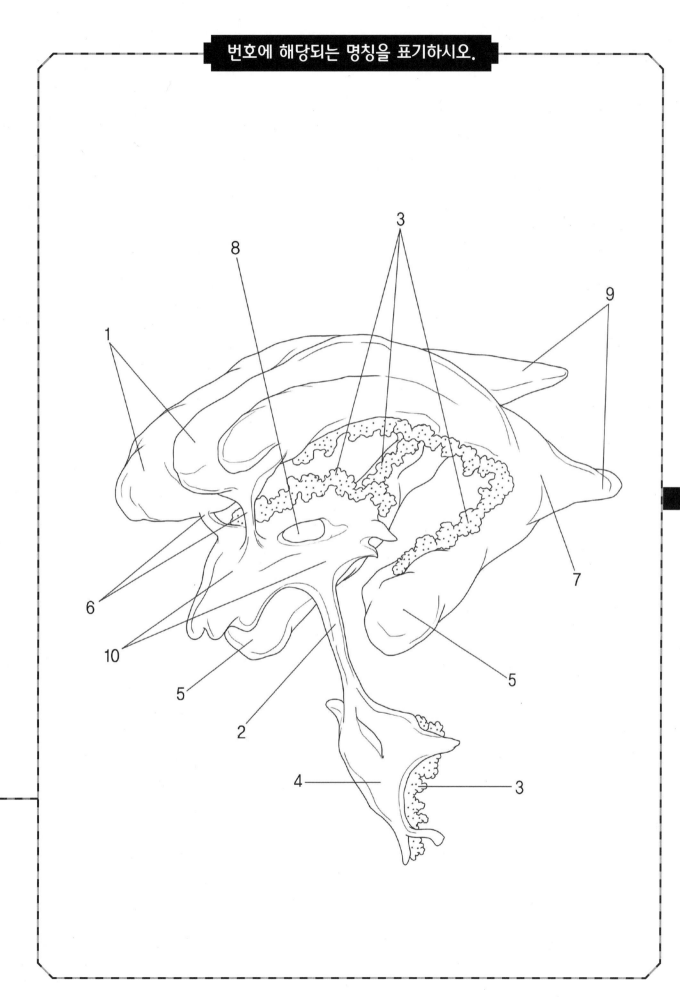

다음 그림에서 질문에 맞는 답의 번호를 기입하시오.

1) 혀뒤 1/3의 미각과 일반지각을 지배하는 것은?

2) 뇌신경중 부교감성 신경은?

3) 등세모근과 목빗근을 척수신경과 함께 지배하는 뇌신경은?

정답 : **1.** 4   **2.** 19   **3.** 16

정답

(1) Abducens nerve(갓돌림신경; 외전신경)

(2) Cerebral peduncles(대뇌다리; 대뇌각)

(3) Facial nerve(얼굴신경; 안면신경)

(4) Glossopharyngeal nerve(혀인두신경; 설인신경)

(5) Head of the caudate nucleus(꼬리핵머리; 미상핵두)

(6) Hypoglossal nerve(혀밑신경; 설하신경)

(7) Internal capsule(속섬유막; 내포)

(8) Mammillary body(유두체)

(9) Medullary pyramid(속질피라미드; 수질수체)

(10) Oculomotor nerve(눈돌림신경; 동안신경)

(11) Optic chiasma(시각교차; 시신경교차)

(12) Optic nerve(시각신경; 시신경)

(13) Pituitary stalk(뇌하수체줄기)

(14) Pons(다리뇌; 교뇌)

(15) Spinal accessory nerve(척추더부신경; 척추부신경)

(16) Thalamus(시상)

(17) Trigeminal nerve(삼차신경)

(18) Trochlear nerve(도르래신경; 활차신경)

(19) Vagus nerve(미주신경)

(20) Vestibulocochlear nerve(속귀신경; 전정와우)

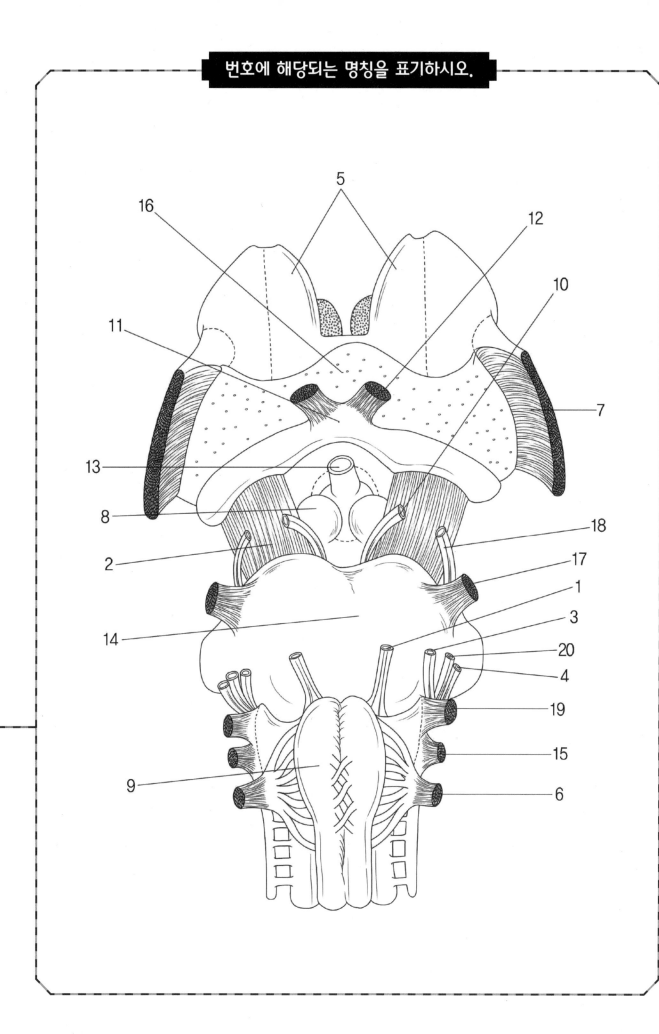

54

대뇌동맥의 월리스환
Cerebral arterial circle of willis

다음 그림에서 질문에 맞는 답의 번호를 기입하시오.

1) 대뇌동맥고리에서 척추동맥이 모여 형성하는 것은?

2) 8쌍의 척수신경을 형성하는 것은?

3) 1. 대뇌동맥고리에서 뇌저동맥이 형성하는 것은?

정답 : 1. 4   **2.** 5   **3.** 11

정답

(1) Anterior cerebral artery(앞대뇌동맥; 전대뇌동맥)

(2) Anterior communicating artery(앞교통동맥; 전교통동맥)

(3) Anterior inferior cerebellar artery(전하소뇌동맥)

(4) Basilar artery(뇌바닥동맥; 뇌저동맥)

(5) Cervical spinal cord(목척수; 경수)

(6) Left internal carotid artery(왼속목동맥; 좌내경동맥)

(7) Left vertebral artery(왼척추동맥; 좌추골동맥)

(8) Middle cerebral artery(중간대뇌동맥; 중대뇌동맥)

(9) Optic chiasma(시각교차; 시신경교차)

(10) Pituitary stalk(뇌하수체줄기)

(11) Posterior cerebral artery(뒤대뇌동맥; 후대뇌동맥)

(12) Posterior communicating artery(뒤교통동맥; 후교통동맥)

(13) Right internal carotid artery(오른속목동맥; 우내경동맥)

(14) Right vertebral artery(오른척추동맥;

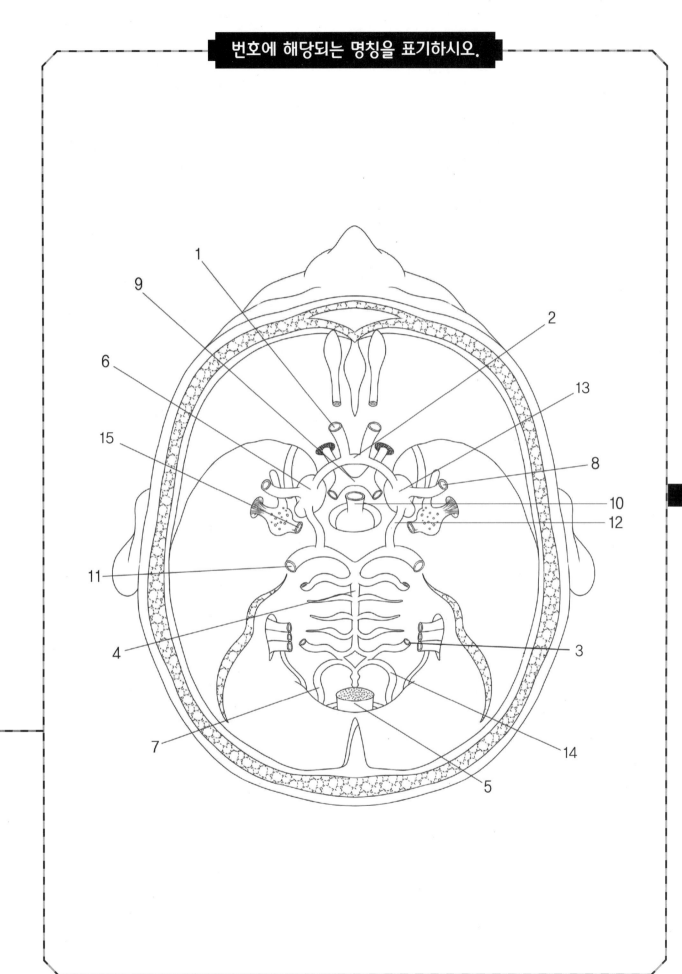

55

척수의 가로면
Cross section of the spinal cord

다음 그림에서 질문에 맞는 답의 번호를 기입하시오.

1) 2겹의 경질막으로 형성된 공간은?

2) 척수에서 감각신경세포로 이루어진 신경세포집단은?

3) 척수에서 운동신경세포와 지각신경세포의 축삭이 모여 이루어진 것은?

인체해부학 실습

정답 : 1. 4   2. 2   3. 7

정답

(1) Arachnoid(거미막; 지주막)

(2) Dorsal root ganglion(뒤뿌리신경절; 후근신경절)

(3) Dura mater(경질막; 경막)

(4) Epidural space(경질막위공간; 경막상강)

(5) Gray mater(회색질; 회백질)

(6) Pia mater(연질막; 연막)

(7) Root of spinal nerve(척수신경뿌리; 척수신경근)

(8) Spinal nerve(척수신경)

(9) Spinal meninges(척수막)

(10) Subarachnoid space(거미막밑공간; 지주막하강)

(11) White mater(백색질; 백질)

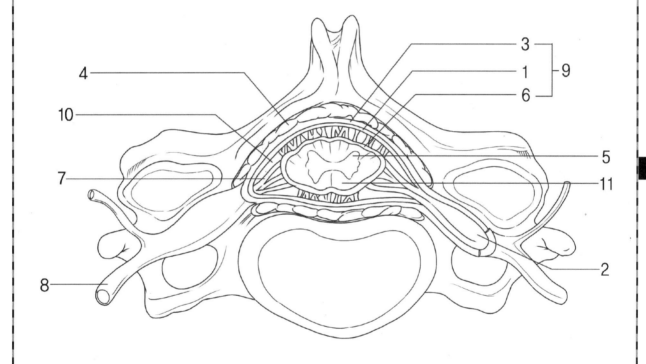

56 척수신경
Spinal nerve

다음 그림에서 질문에 맞는 답의 번호를 기입하시오.

1) 1. 어깨세모근과 작은 원근을 지배하는 신경은?

2) 인체에서 가장 큰 신경은?

3) 자신경을 비롯한 5종류의 종지를 내는 신경얼기는?

정답 : **1.** 1 **2.** 12 **3.** 2

정답

(1) Axillary nerve(겨드랑신경; 액와신경)
(2) Brachial plexus(팔 신경얼기; 완신경총)
(3) Cervical plexus(목 신경얼기; 경신경총)
(4) Femoral nerve(넙다리신경; 대퇴신경)
(5) Lumbosacral plexus(허리엉치 신경얼기; 요천신경총)
(6) Median nerve(정중신경)
(7) Musculocutaneous nerve(근육피부신경; 근피신경)
(8) Obturator nerve(폐쇄신경)
(9) Phrenic nerve(가로막신경; 횡격신경)
(10) Radial nerve(노신경; 요골신경)
(11) Ulnar nerve(자신경; 척골신경)
(12) Sciatic nerve(궁둥신경; 좌골신경)
(13) Saphenous nerve(두렁신경; 복재신경)
(14) Thoracic nerve(가슴신경; 흉신경)

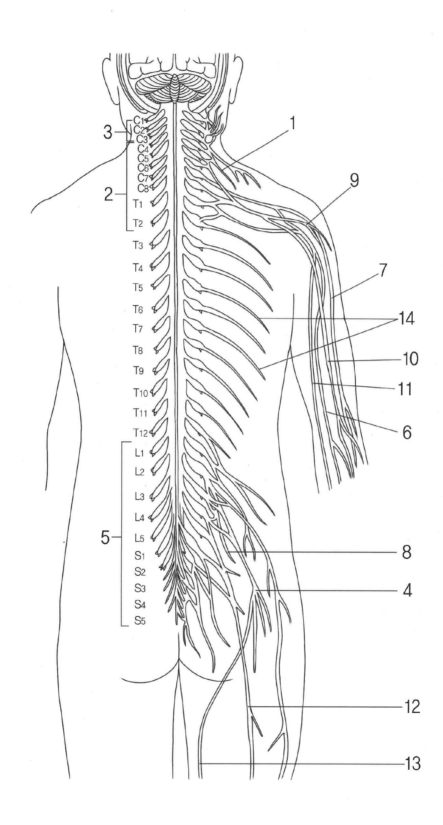

제6장

특수감각기계통 Special sense organs

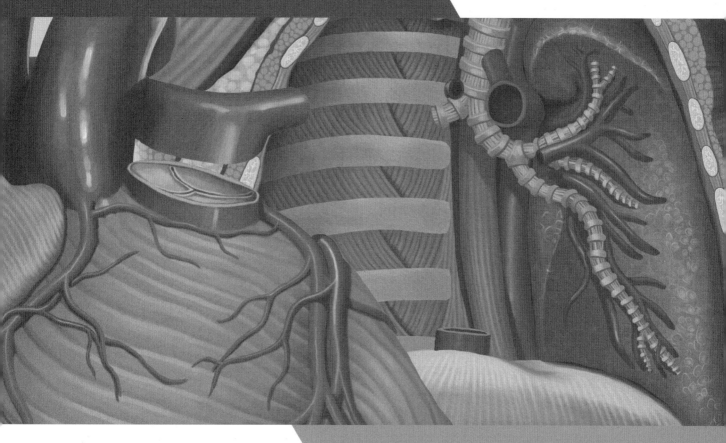

다음 그림에서 질문에 맞는 답의 번호를 기입하시오.

1) 안구근육중 갓돌림신경의 지배를 받는 것은?

2) 안방수가 빠져나가는 곳은?

3) 안방수 및 수정체와 같이 굴절매체에 속하는 것은?

인체해부학 실습

정답 : **1.** 11   **2.** 2   **3.** 25

정답

(1) Anterior chamber(안구앞방; 전안방)

(2) Canal of schlemm(슐렘관)

(3) Ciliary body(섬모체; 모양체)

(4) Choroid(얽힘막; 맥락막)

(5) Conjunctiva(이음막; 결막)

(6) Cornea(각막)

(7) Fovea centralis(중심오목; 중심와)

(8) Inferior oblique muscle(아래빗근)

(9) Inferior rectuis muscle(아래곧은근; 하직근)

(10) Iris(조리개; 홍체)

(11) Lateral rectus muscle(가쪽곧은근; 외측직근)

(12) Lens(수정체)

(13) Optic disc(시각신경원반)

(14) Optic nerve(시각신경)

(15) Ora serrata(톱니둘레; 거상연)

(16) Pupil(동공)

(17) Posterior chamber(안구뒤방; 후안방)

(18) Retina(망막)

(19) Retinal artery and vein(망막동맥과 정맥)

(20) Sclera(흰자위막; 공막)

(21) Superior oblique muscle(위빗근; 상사근)

(22) Superior oblique tendon(위빗근의 힘줄; 상사근건)

(23) Superior rectus muscle(위곧은근; 상직근)

(24) Suspensory ligament(걸이인대; 제인대)

(25) Vitreous chamber(유리체; 초자체)

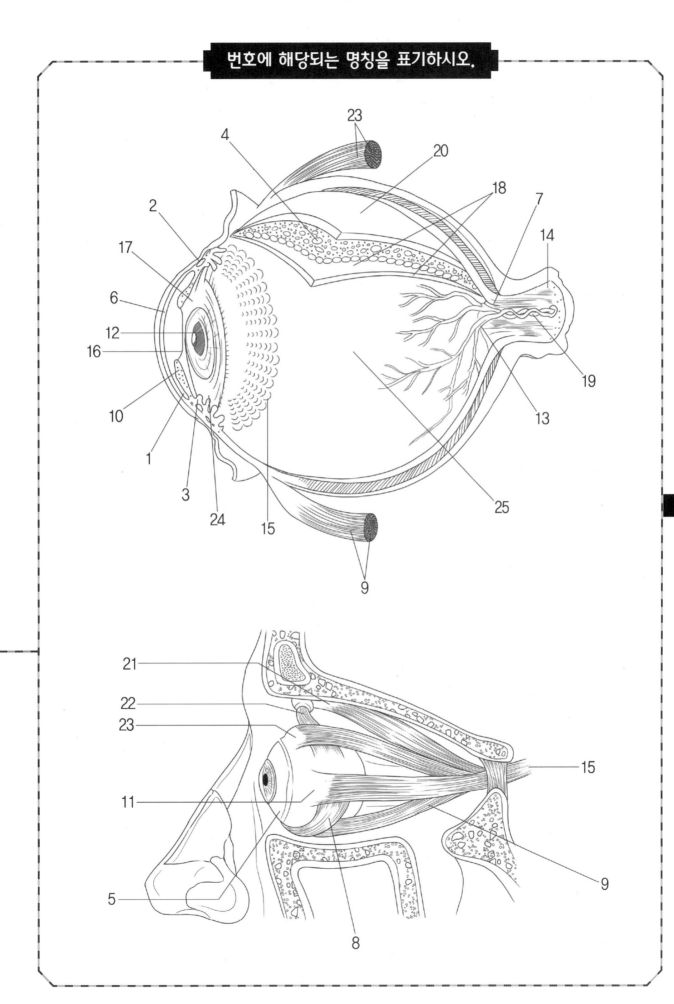

다음 그림에서 질문에 맞는 답의 번호를 기입하시오.

1) 속귀에 위치하며 청각을 담당하는 곳은?

2) 제 2고막이라 일컫는 곳은?

3) 망치뼈, 모루뼈, 등자뼈가 위치하고 있는 곳은?

정답 : **1.** 3   **2.** 11   **3.** 9

정답

(1) Auditory tube(유스타키오관; 이관)

(2) Auricle(귓바퀴; 이개)

(3) Cochlea(달팽이; 와우)

(4) External auditory meatus(바깥귀길; 외이도)

(5) External ear(바깥귀; 외이)

(6) Incus(모루뼈; 모루골)

(7) Inner ear(속귀; 내이)

(8) Malleus(망치뼈; 추골)

(9) Middle ear (가운데귀; 중이)

(10) Oval window(안뜰창; 난원창)

(11) Round window(달팽이창; 정원창)

(12) Semicircular canals(반고리관; 반규관)

(13) Stapes(등자뼈; 등자골)

(14) Tympanic membrane(고막)

(15) Vestibule(안뜰; 전정)

(16) Vestibulocochlear nerve(안뜰달팽이신경; 내이신경)

번호에 해당되는 명칭을 표기하시오.

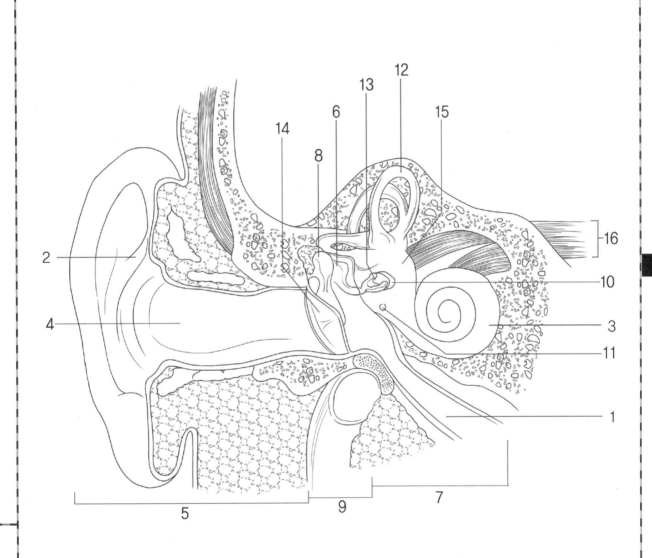

제6장 특수감각기계통

59 속귀의 달팽이관
Cochlea of the inner ear

다음 그림에서 질문에 맞는 답의 번호를 기입하시오.

1) 털세포가 위치하고 있는 곳은?

2) 진동을 소리로 변환시켜 주는 신경세포의 집단은?

3) 골성미로 속에 동일한 모양의 구조물은?

정답 : **1.** 6 **2.** 7 **3.** 5

정답

(1) Basilar membrane(바닥막; 기저막)
(2) Bony labyrinth(골성미로; 골미로)
(3) Cochlear division of Ⅷ(제8뇌신경 와우분지)
(4) Cochlear duct(달팽이관; 와우관)
(5) Membranous labyrinth(막성미로; 막미로)
(6) Organ of corti(코르티기관; 나선기관)
(7) Spiral ganglion(달팽이신경절; 나선신경절)
(8) Spiral lamina(나선판; 나선층판)
(9) Tectorial membrane(덮개막; 피개막)
(10) Tympanic duct(고막관; 고실관)
(11) Vestibular duct(안뜰관; 전정관)
(12) Vestibular membrane(안뜰막; 전정막)

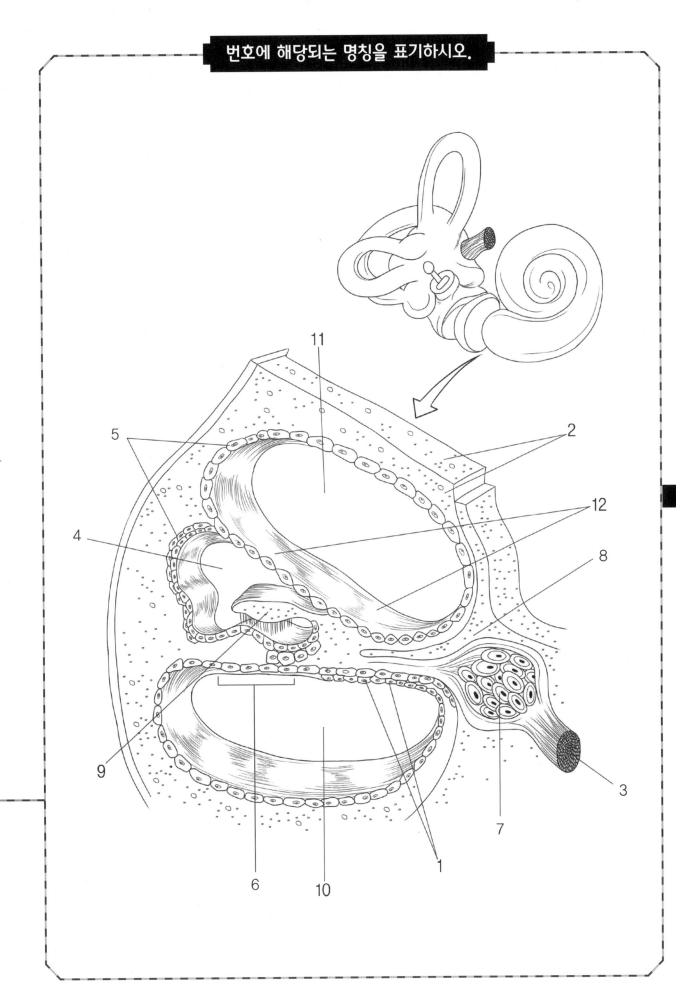

제6장 특수감각기계통

60 후각과 미각

Olfactory and Taste

다음 그림에서 질문에 맞는 답의 번호를 기입하시오.

1) 맛세포에 위치하고 있는 특수한 섬모모양의 다발을 무엇이라 하는가?

2) 후각신경이 연접하는 승모세포가 위치하는 곳은?

3) 혀의 가쪽부위에서 느끼는 맛은?

정답 : **1.** 8 **2.** 10 **3.** 18

정답

(1) Basal cell(바닥세포; 기저세포)
(2) Bitter(쓴맛)
(3) Connective tissue(결합조직)
(4) Cranial nerve fibers(뇌신경섬유)
(5) Cribriform plate of ethmoid bone(벌집뼈의 체판; 사골의 사골판)
(6) Frontal lobe of cerebrum(대뇌의 이마엽; 대뇌전두엽)
(7) Gustatory cell(미각세포; 미세포)
(8) Gustatory hair(미각털; 미모)
(9) Mucus layer(점액층)
(10) Olfactory bulb(후각망울; 후구)
(11) Olfactory cell(후각세포)
(12) Olfactory epithelium(후각상피)
(13) Olfactory gland(후각샘)
(14) Olfactory hair(dendrite)(냄새털(가지돌기)
(15) Olfactory nerve(후각신경)
(16) Olfactory tract(후각신경로; 후각로)
(17) Salt(짠맛)
(18) Sour(신맛)
(19) Stratified squamous epithelium(중층편평상피)
(20) Supporting cell(버팀세포)
(21) Sweet(단맛)
(22) Taste pore(맛구멍)

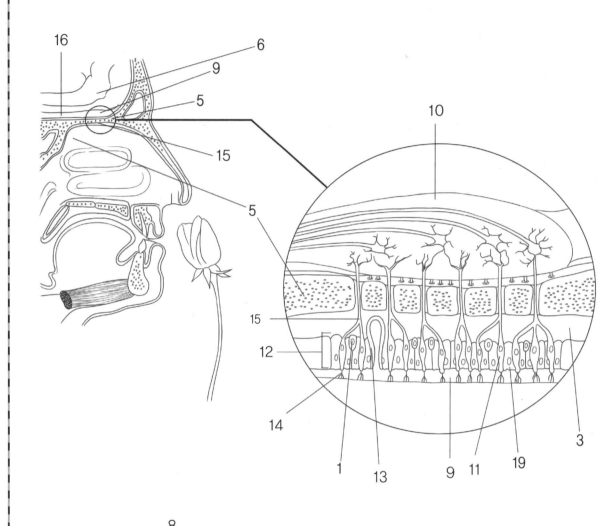

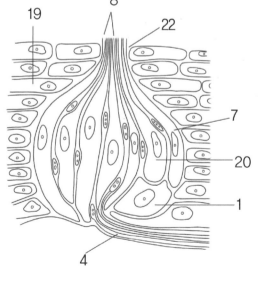

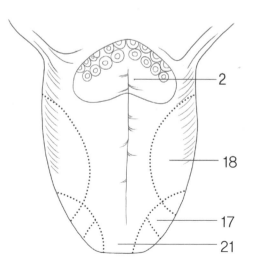

피부
Skin

다음 그림에서 질문에 맞는 답의 번호를 기입하시오.

1) 피부의 수용체중 촉각에 관여하는 것은?

2) 모낭부위와 진피의 유두층에 위치하여 수축시 피지선을 압박하여 피지분비와 털을 세우는 역할을 하는 것은?

3) 2종류가 있으며 큰 아포크린샘에 속하는 것은 암내를 유발하기도 하는 것은?

정답 : 1. 10   **2.** 3   **3.** 15

정답

(1) Adipose tissue(지방조직)

(2) Artery(동맥)

(3) Arrector pilli muscle(털세움근; 기립근)

(4) Dermis(진피)

(5) Epidermis(표피)

(6) Hair follicle(털주머니; 모낭)

(7) Hair root(털뿌리; 모근)

(8) Hair shaft(털줄기; 모간)

(9) Hypodermis(피부밑조직; 피하조직)

(10) Meissner's corpuscle(망울소체)

(11) Nerve(신경)

(12) Papillary layer(유두층)

(13) Reticular layer(그물층)

(14) Sebaceous gland(피지샘; 피지선)

(15) Sweat(sudoriferous) gland(땀샘; 한선)

(16) Sweat pore(땀구멍)

(17) Vein(정맥)

(18) Pacinian corpuscle(층판소체)

(19) Sensory nerve fiber(감각신경섬유)

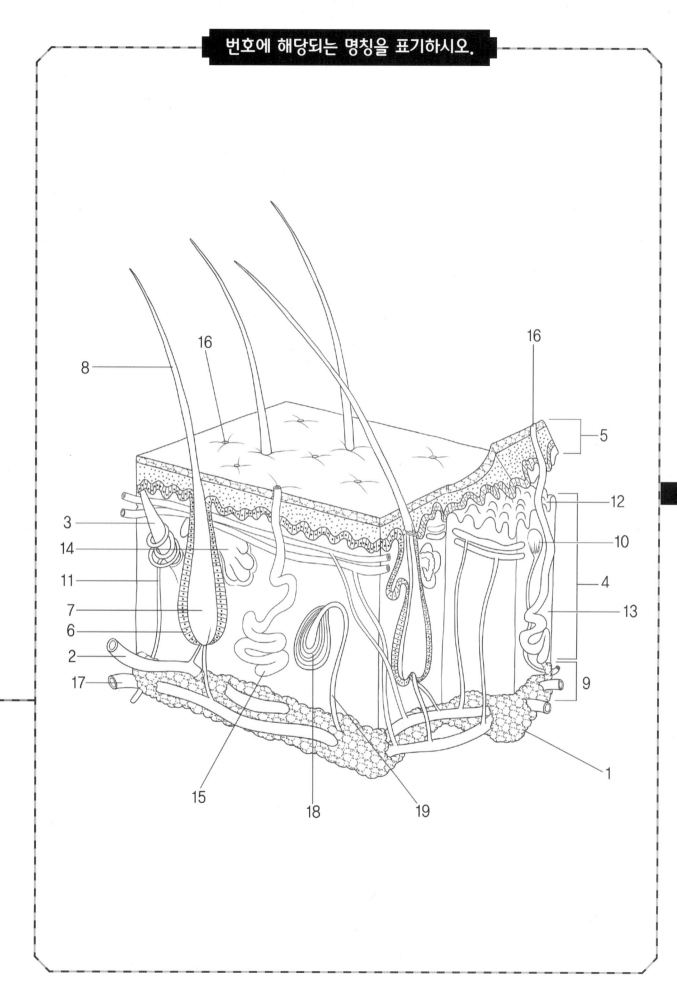

제7장

순환계통 Circulatory system

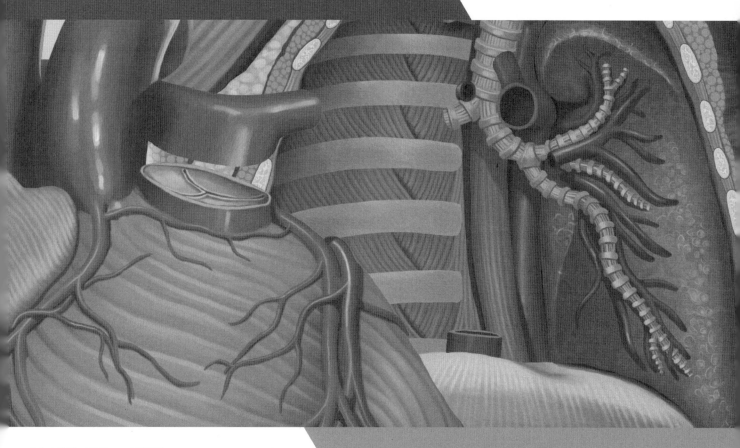

62 동맥, 정맥, 모세혈관
Artery, Vein and Capillary

다음 그림에서 질문에 맞는 답의 번호를 기입하시오.

1) 혈관중 백혈구가 통과할 수 있는 것은?

2) 혈관벽의 구성에서 내피세포로 이루어진 층은?

3) 세포에 영양과 산소를 공급하여 세포보전과 증식을 유도하는 맥관은?

정답 : **1.** 2 **2.** 5 **3.** 3

정답

(1) Artery(동맥)
(2) Capillary (모세혈관)
(3) Nutrient vessels(영양관; 자양맥관)
(4) Tunica externa(바깥막; 외막)
(5) Tunica intima(속막; 내막)
(6) Tunica media(중간막; 중막)
(7) Valves of vein(

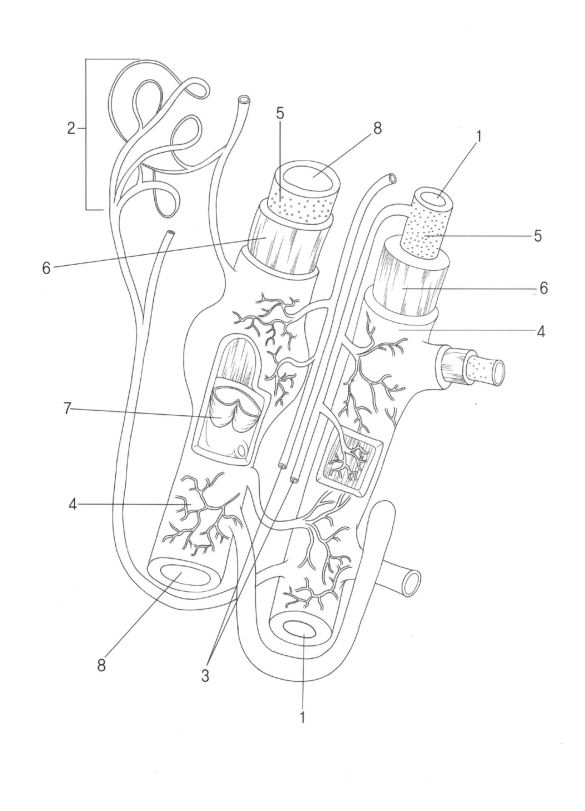

다음 그림에서 질문에 맞는 답의 번호를 기입하시오.

1) 신체아래의 정맥혈을 모아 허파의 오른심방으로 전해주는 혈관은?

2) 태생기때 오른심방과 왼심방을 연결해 주며, 폐쇄가 안될 경우 청색아를 유발하는 것은?

3) 첨판을 꼭지근육에 연결해주는 구조물은?

정답 : **1.** 5   **2.** 4   **3.** 3

정답

(1) Aorta(대동맥)

(2) Aortic valve(대동맥판막)

(3) Chordae tendineae(힘줄끈; 건삭)

(4) Fossa ovalis(타원오목; 난원와)

(5) Inferior vena cava(아래대정맥; 하대정맥)

(6) Interventricular septum(심실사이막; 심실간막)

(7) Left artrioventricular valve. Bicuspid valve(왼방실판막, 이첨판막)

(8) Left atrium(왼심방; 좌심방)

(9) Left pulmonary artery(왼허파동맥; 좌폐동맥)

(10) Left pulmonary vein(왼허파정맥; 좌폐정맥)

(11) Left ventricle(왼심실; 좌심실)

(12) Papillary muscles(꼭지근육; 유두근)

(13) Pectinate muscles(빗살근육)

(14) Pulmonary trunk(허파동맥; 폐동맥)

(15) Pulmonary valve, Semilunar valve(허파동맥판막, 반달판막)

(16) Right atrium(오른심방; 우심방)

(17) Right artrioventricular valve, Tricuspid valve(오른방실판막, 삼첨판막)

(18) Right pulmonary artery(오른허파동맥; 우폐동맥)

(19) Right pulmonary vein(오른허파정맥; 폐정맥)

(20) Right ventricle(오른심실; 우심실)

(21) Superior vena cava(위대정맥; 상대정맥)

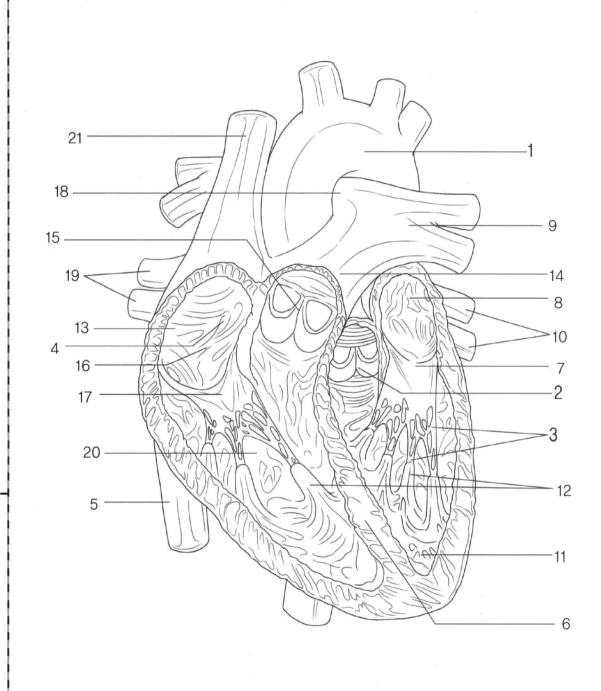

21
18
15
19
13
4
16
17
20
5

1
9
14
8
10
7
2
3
12
11
6

1차 체동맥
Primary systemic arteries

다음 그림에서 질문에 맞는 답의 번호를 기입하시오.

1) 팔머리동맥, 왼온목동맥, 왼빗장밑동맥이 분지하는 곳는?

2) 대뇌동맥륜에서 바닥동맥과 뒤대뇌동맥을 형성하는 것은?

3) 앞정강동맥과 뒤정강동맥을 분지하고 모음관구멍을 지나서 오금동맥을 형성하는 것은?

정답 : **1.** 3   **2.** 29   **3.** 14

정답

- -

(1) Abdominal aorta(배대동맥; 복대동맥)

(2) Anterior tibial artery(앞정강동맥; 전경골동맥)

(3) Aortic arch(대동맥활; 대동맥궁)

(4) Ascending aorta(오름대동맥; 상대동맥)

(5) Axillary artery(겨드랑동맥; 액와동맥)

(6) Branchial artery(위팔동맥; 상완동맥)

(7) Brachiocephalic artery(팔머리동맥; 완두동맥)

(8) Celiac artery(복강동맥)

(9) Common carotid arteries(온목동맥; 총경동맥)

(10) Common iliac artery(온엉덩동맥; 총장골동맥)

(11) Coronary artery(심장동맥; 관상동맥)

(12) Deep femoral artery(깊은넙다리동맥; 심대퇴동맥)

(13) External iliac artery(바깥엉덩동맥; 외장골동맥)

(14) Femoral artery(넙다리동맥; 대퇴동맥)

(15) Gonadal artery(생식샘동맥; 성선동맥)

(16) Inferior mesenteric artery(아래창자간막동맥; 하장

간막동맥)

(17) Internal carotid artery(속목동맥; 내경동맥)

(18) Internal iliac artery(속엉덩동맥; 내장골동맥)

(19) Left subclavian artery(왼빗장밑동맥; 좌쇄골하동맥)

(20) Popliteal artery(오금동맥; 슬와동맥)

(21) Posterior tibial artery(뒤정강동맥; 후경골동맥)

(22) Radial artery(노동맥; 경골동맥)

(23) Renal artery(콩팥동맥; 신동맥)

(24) Right external carotid artery(오른바깥목동맥;

우외경동맥)

(25) Superior mesenteric artery(위창자간막동맥;

상장간막동맥)

(26) Suprarenal artery(콩팥위동맥; 상신장동맥)

(27) Thoracic aorta(가슴대동맥; 흉대동맥)

(28) Ulnar artery(자동맥; 척골동맥)

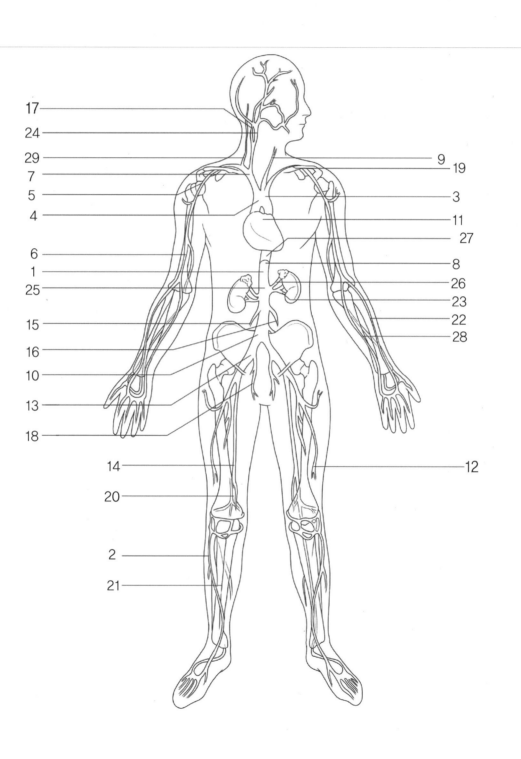

17
24
29
7
5
4
6
1
25
15
16
10
13
18
14
20
2
21

9
19
3
11
27
8
26
23
22
28

12

65 1차 체정맥

Primary systemic veins

다음 그림에서 질문에 맞는 답의 번호를 기입하시오.

1) 소화관에서 흡수한 영양물을 운반하는 기능혈관은?

2) 인체에서 가장 긴정맥으로 빈번히 정맥염주(정맥류)를 유발시키는 혈관은?

3) 엉치엉덩관절앞에서 속, 바깥엉덩정맥이 합쳐서 이루어진 혈관명은?

정답 : **1.** 12 **2.** 11 **3.** 6

정답

(1) Anterior tibial vein(앞정강정맥; 전경골정맥)
(2) Axillary vein(겨드랑정맥; 액와정맥)
(3) Basilic vein(자쪽피부정맥; 척측피정맥)
(4) Brachial vein(위팔정맥; 상완정맥)
(5) Cephalic vein(노쪽피부정맥; 요측피정맥)
(6) Common iliac vein(온엉덩정맥; 총장골동맥)
(7) External jugular vein(바깥목정맥; 외경정맥)
(8) External iliac vein(바깥엉덩정맥; 외장골정맥)
(9) Femoral vein(넙다리정맥; 대퇴정맥)
(10) Gonadal vein(생식샘정맥)
(11) Great saphenous vein(큰두렁정맥; 대복재정맥)
(12) Hepatic portal vein(간문맥)
(13) Hepatic vein(간정맥)
(14) Internal jugular vein(속목정맥; 내경정맥)
(15) Inferior vena cava(아래대정맥; 하대정맥)
(16) Internal iliac vein(속엉덩정맥; 내장골정맥)
(17) Left subclavian vein(왼빗장밑정맥; 좌쇄골하정맥)
(18) Posterior tibial vein(뒤정강정맥; 후경골정맥)
(19) Popliteal vein(오금정맥; 슬와정맥)
(20) Radial vein(노정맥; 요골정맥)
(21) Renal vein(콩팥정맥; 신장정맥)
(22) Right and left brachiocephalic veins(오른쪽 · 왼쪽팔머리정맥; 우 · 좌완두정맥)
(23) Small saphenous vein(작은두렁정맥; 소복재정맥)
(24) Superior vena cava(위대정맥; 상대정맥)
(25) Ulnar vein(자정맥; 척골정맥)

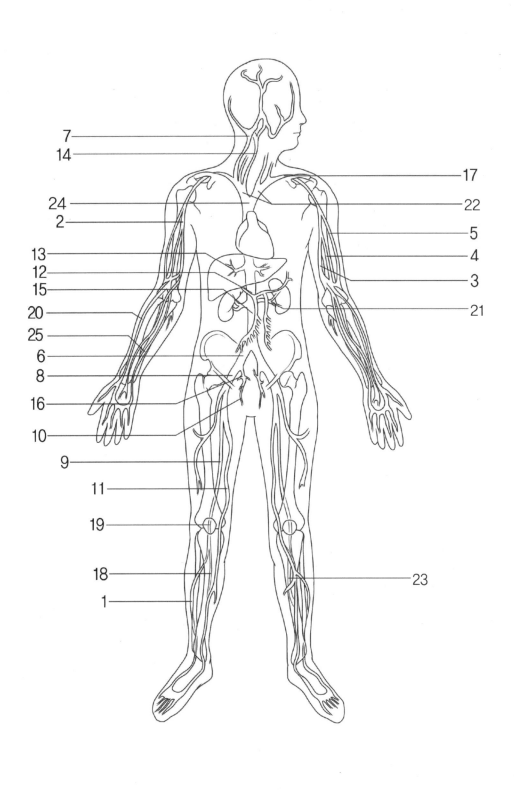

간문맥계통
Hepatic portal system

다음 그림에서 질문에 맞는 답의 번호를 기입하시오.

1) 인체에서 가장 큰 분비선은?

2) 이자와 위로부터 오는 혈액을 모으고 위창자간막정맥과 합류하여 간문맥을 형성하는 것은?

3) 내분비샘과 외분비샘을 같이 가지고 있는 구조물은?

정답 : **1.** 7   **2.** 10   **3.** 8

정답

(1) Colon and rectum(잘록창자와 곧창자; 결장과 직장)

(2) Diaphragm(가로막; 횡격막)

(3) Hepatic portal vein(간문맥)

(4) Hepatic veins(간정맥)

(5) Inferior mesenteric vein(아래창자간막동맥; 하장간
   막정맥)

(6) Inferior vena cava(아래대정맥; 하대정맥)

(7) Liver(간)

(8) Pancreas(이자; 췌장)

(9) Spleen(지라; 비장)

(10) Splenic vein(지라정맥; 비장정맥)

(11) Stomach(위)

(12) Superior mesenteric vein(위창자간막정맥; 상장간
   막정맥)

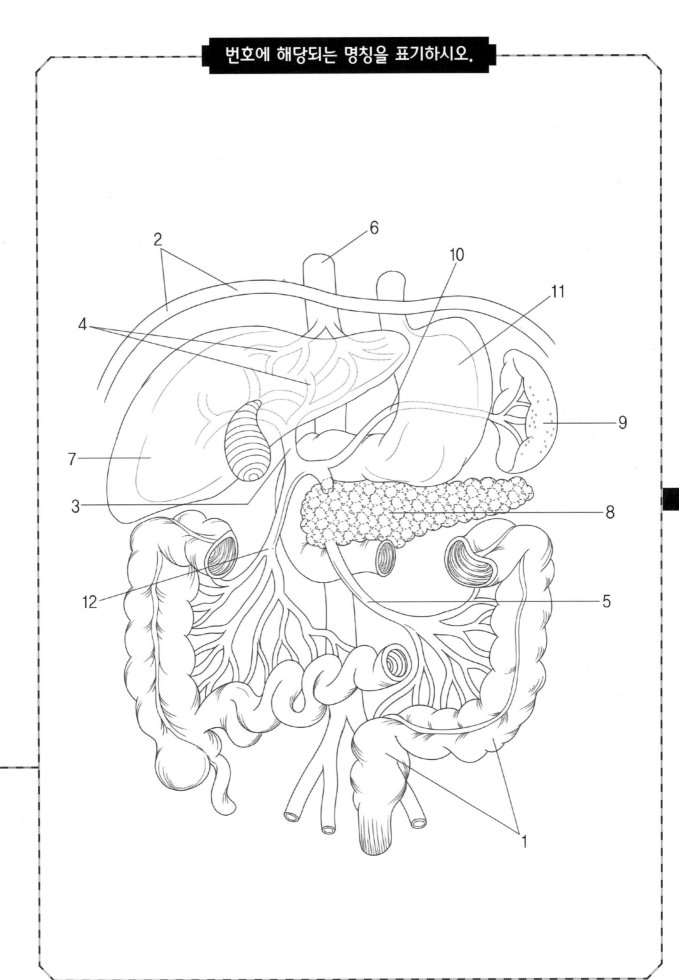

67 태아순환

Fetal circulation

다음 그림에서 질문에 맞는 답의 번호를 기입하시오.

1) 태생기때 허파동맥과 내림대동맥을 직접 연결하는 혈관은?

2) 산소와 영양분이 풍부한 혈관으로 태아순환에서 유일한 동맥혈은?

3) 어머니와 태아간의 물질교환장소로 작용하는 구조물은?

정답 : **1.** 3 **2.** 16 **3.** 11

정답

(1) Abdominal aorta(배대동맥; 복대동맥)
(2) Aortic arch(대동맥활; 대동맥궁)
(3) Ductus arteriosus(동맥관)
(4) Ductus venosus(정맥관)
(5) Foramen ovale(타원구멍; 난원공)
(6) Inferior vena cava(아래대정맥; 하대정맥)
(7) Immature liver(미성숙간)
(8) Immature lungs(미성숙허파)
(9) Internal iliac artery(속엉덩동맥; 내장골동맥)
(10) Left atrium(왼심방; 좌심방)
(11) Placenta(태반)
(12) Right atrium(오른심방; 우심방)
(13) Superior vena cava(위대정맥; 상대정맥)
(14) Umbilical arteries(배꼽동맥; 제동맥)
(15) Umbilical cord(탯줄; 제대)
(16) Umbilical vein(배꼽정맥; 제정맥)
(17) Umbilicus(배꼽)
(18) Urinary bladder(방광)

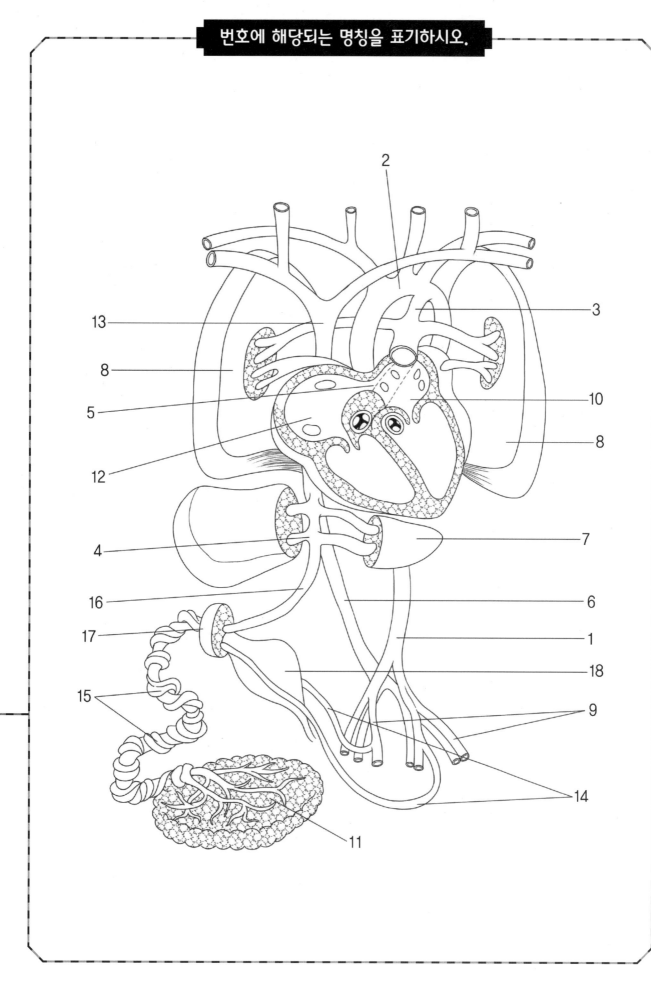

다음 그림에서 질문에 맞는 답의 번호를 기입하시오.

1) 가슴림프관팽대(유미조)에서 시작하여 왼손목정맥과 왼빗장밑정맥 사이의 정맥각으로 유입되는 림프관은?

2) 림프를 일시적으로 저장하여 가로막아래의 모든림프와 암죽이 창자림프관과 왼·오른허리림프관을 거쳐 들어오는 곳은?

3) 림프절의 겉질은 이것을 만들며 그 중심부에 종자중심이 있어 림프구를 생산하는 것은?

정답 : 1. 9   2. 2   3. 8

인
체
해
부
학

실
습

정답

1

(1) Axillary lymph nodes(겨드랑림프절; 액와림프절)

(2) Cisterna chyli(가슴림프관팽대; 흉림프팽대)

(3) Cervical lymph nodes(목림프절; 경림프절)

(4) Entrance of right iymphatic duct into right subclavianvein(오른빗장밑정맥으로 오른림프관의 유입; 우쇄골하정맥으로 우림프관의 유입)

(5) Entrance of thoracic duct into left subclavian vein 왼빗장밑정맥으로 가슴림프관의 유입; 좌쇄골하정맥으로흉림프관의 유입)

(6) Inguinal lymph nodes(샅굴림프절; 서혜림프절)

(7) Mammary plexus(유방 망상조직; 유방망상총)

(8) Right lymphatic duct(오른림프관; 우림프관)

(9) Thoracic duct(가슴림프관; 흉림프관)

2

(1) Afferent lymphatic vessels(들림프관; 수입림프관)

(2) Blood vessels(혈관)

(3) Capsule(피막)

(4) Cortex(겉질; 피질)

(5) Cortical sinus(겉질굴; 피질동공)

(6) Efferent lymphatic vessels(날림프관; 수출림프관)

(7) Hilum(문)

(8) Lymphatic follicle(림프소포)

(9) Medulla(속질; 수질)

(10) Medullary sinus(속질동공; 수질동공)

(11) Trabecula(잔기둥)

①

②

제8장

호흡계통 Respiratory system

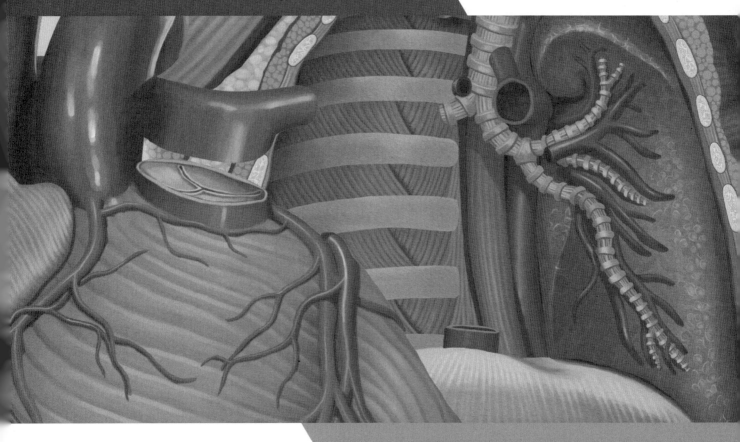

69 호흡계통

Respiratory system

다음 그림에서 질문에 맞는 답의 번호를 기입하시오.

1) 왼허파를 2엽으로 나누는 것은?

2) 소화관과 호흡기도의 교차부위로서 코, 입안 및 후두와 연결된 곳은?

3) 왼.오른 허파를 분리하는 구역으로 위로는 인두에서 아래로는 가로막까지의 분리공간을 무엇이라 하는가?

정답 : **1.** 7 **2.** 9 **3.** 5

정답

(1) Apex of lung(허파꼭대기; 폐첨)

(2) Diaphragm(가로막; 횡격막)

(3) Horizontal fissure of right lung(오른허파수평틈새; 우폐 수평열)

(4) Left lung(왼허파; 좌폐)

(5) Mediastinum(가슴세로칸; 종격)

(6) Nasal cavity(코안; 비강)

(7) Oblique fissure of left lung(왼허파빗틈새; 좌폐사열)

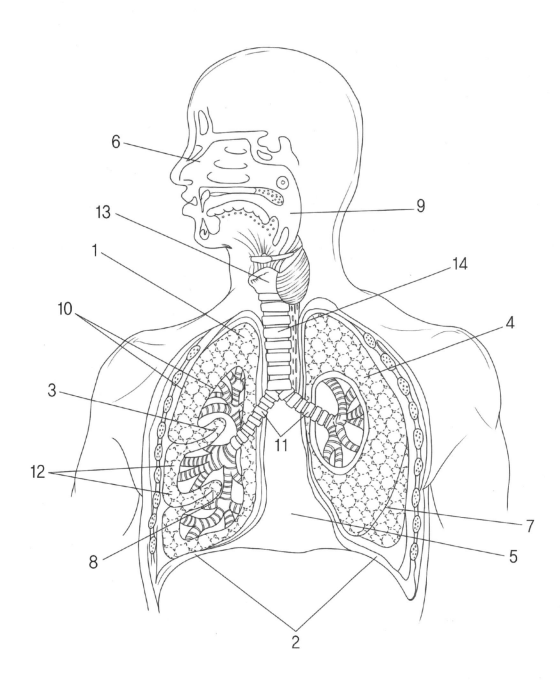

⑻ Oblique fissure of right lung(오른허파빗틈새; 우폐사열)　　⑿ Right lung(오른허파; 우폐)

⑼ Pharynx(인두)　　⒀ Thyroid cartilage(방패연골; 갑상연골)

⑽ Pleura(가슴막; 흉막)　　⒁ Trachea(기관)

⑾ Primary bronchi(일차기관지)

다음 그림에서 질문에 맞는 답의 번호를 기입하시오.

1) 삼각형모양의 1쌍으로 발성과도 밀접한 관련이 있는 후두연골은?

2) 이 근육을 일명 성대근이라하며 성대를 이완시키는 역할을 하는 것은?

인체해부학 실습

3) 후두입구를 닫음으로서 음식이 식도로 가도록 도와주는 것은?

정답 : 1. 1   2. 11   3. 6

정답

(1) Arytenoid cartilage(모뿔연골; 피열연골)

(2) hyoid Bone(목뿔뼈; 설골)

(3) Corniculate cartilage(잔뿔연골; 소각연골)

(4) Cricoid cartilage(반지연골; 윤상연골)

(5) Cricothyroid muscle(반지방패근; 윤상갑상근)

(6) Epiglottis cartilage(후두덮개연골; 후두개연골)

(7) Glottis(성대문)

(8) Greater cornua of the hyoid Bone(목뿔뼈의 큰뿔;

설골의 대각)

(9) Posterior cricoarytenoid muscle(뒤반지 모뿔근;
후윤상피열근)

(10) Sternothyroid muscle(복장방패근; 흉골갑상근)

(11) Thyrohyoid muscle(방패목뿔근; 갑상설골근)

(12) Thyroid cartilage(방패연골; 갑상연골)

(13) Cartilages of trachea(기관연골)

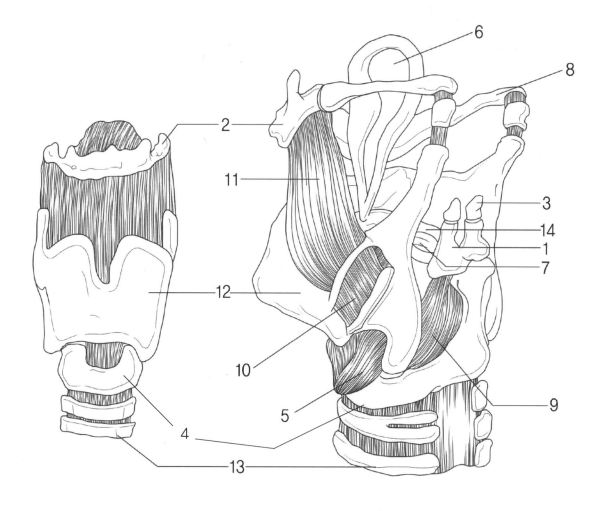

기관지나무
Bronchial tree

다음 그림에서 질문에 맞는 답의 번호를 기입하시오.

1) 후두의 맨 아래에 위치하며 위로는 방패연골과 뒤위로는 모뿔연골과 결합되어 있는 연골은?

2) 기관에서 첫 분지되는 것으로서 오른가지가 왼가지보다 수직에 가까워 이 물질이 쉽게 들어가는 것은?

3) 기관에 16-20개 정도의 말발굽 모양으로 위치하고 있으며 뒤부분은 막성벽으로 되어 평활근이 위치하고 있는 것은?

정답 : **1.** 1   **2.** 6   **3.** 12

인체해부학 실습

정답

(1) Cricoid cartilage(반지연골; 윤상연골)

(2) Larynx(후두)

(3) Left inferior lobe divisions(왼쪽아래엽; 좌하엽)

(4) Left primary bronchi(왼일차기관지; 좌일차기관지)

(5) Left superior lobe divisions(왼쪽위엽; 좌상엽)

(6) Right primary bronchi(오른일차기관지; 우일차기관지)

(7) Right superior lobe divisions(오른쪽 위엽; 우상엽)

(8) Right inferior lobe divisions(오른쪽 아래엽; 우하엽)

(9) Right middle lobe divisions(오른쪽 중간엽; 우중엽)

(10) Secondary bronchi(이차 기관지)

(11) Trachea(기관)

(12) Cartilages of trachea(기관연골)

(13) Trachealis muscle(기관근육)

(14) Thyroid cartilage(방패연골; 갑상연골)

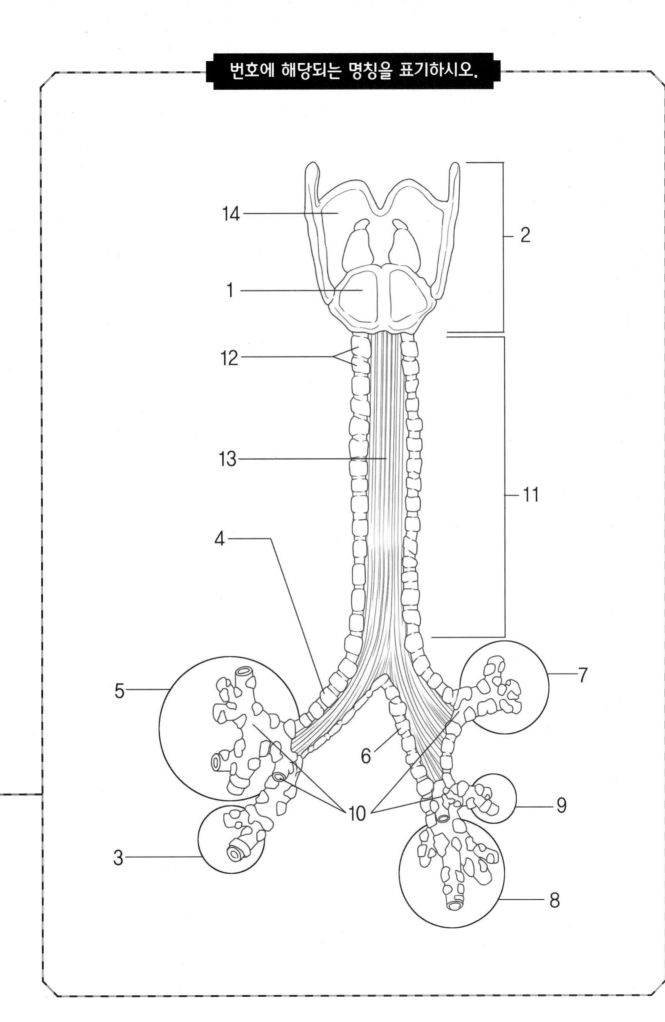

다음 그림에서 질문에 맞는 답의 번호를 기입하시오.

1) 가로막에 위치하며 대동맥구멍의 앞쪽에 위치하며 미주신경이 통과하는 곳은?

2) 랑게르한스섬의 부분에서는 알파세포를 비롯한 3종류의 호르몬 분비 세포가 있으며 도관은 큰 샘창자 유두에 개구하는 것은?

3) 인체에서 가장 큰 림프양조직으로 속질이 백색속질과 적색속질로 구성되어 있는 것은?

정답 : **1.** 5   **2.** 12   **3.** 14

정답

(1) Abdominal artery(배대동맥; 복대동맥)

(2) Central tendon(중심널힘줄; 중심건)

(3) Common iliac artery(온엉덩동맥; 총장골동맥)

(4) Common iliac vein(온엉덩정맥; 총장골정맥)

(5) Esophageal hiatus(식도구멍; 식도열공)

(6) Hepatic artery(간동맥)

(7) Hepatic portal vein(간문맥)

(8) Muscle of the diaphragm(가로막근; 횡격막근)

(9) Inferior vena cava(아래대정맥; 하대정맥)

(10) Liver(간)

(11) Lumbar vertebrae(허리뼈; 요추)

(12) Pancreas(이자; 췌장)

(13) Renal artery and vein(콩팥동맥과 정맥; 신동맥과 정맥)

(14) Spleen(지라; 비장)

(15) Splenic vein(지라정맥; 비정맥)

(16) Superior mesenteric artery(위창자간막동맥; 상장간막동맥)

(17) Superior mesenteric vein(위창자간막정맥; 상장간막정맥)

(18) Thoracic aorta(가슴대동맥; 흉대동맥)

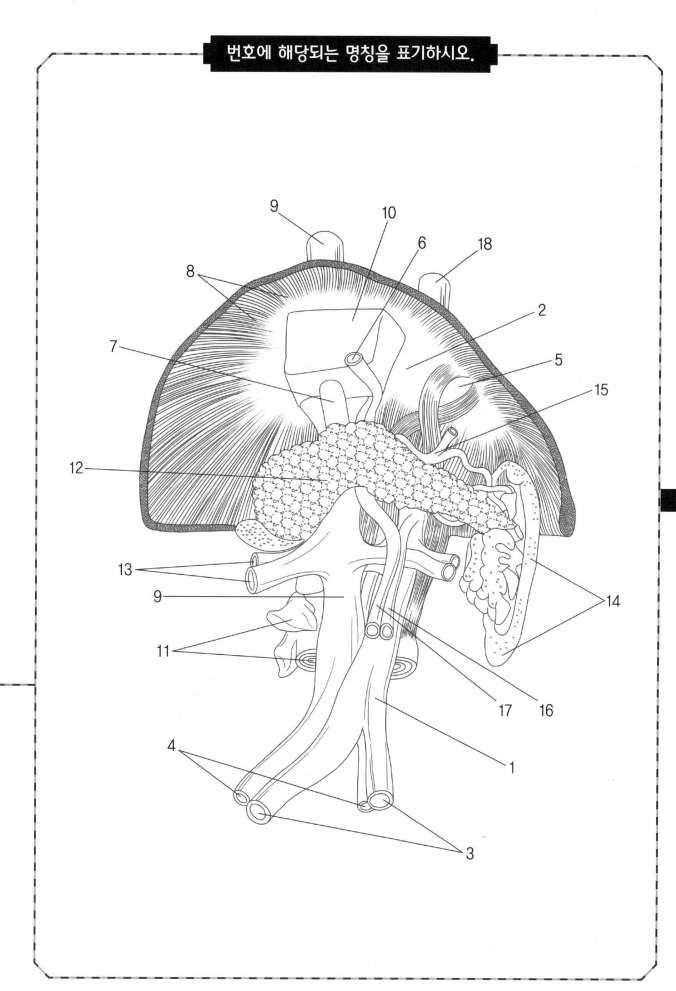

제9장

소화계통 Digestive system

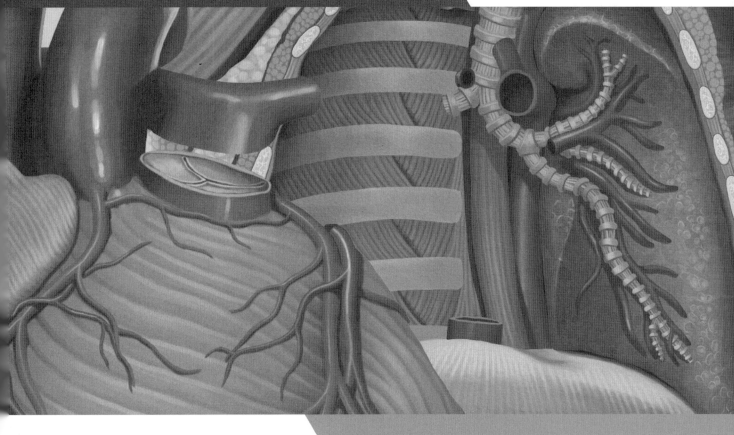

73 치아
Teeth

세로 단면(Longitudinal section)

다음 그림에서 질문에 맞는 답의 번호를 기입하시오.

1) 치아속질공간으로 신경과 혈관이 분포할수 있도록 형성된 구멍은?

2) 인체에서 가장 단단하며 치아머리의 표면을 싸고 있는 치아의 구조물은?

3) 위턱뼈의 일부분으로 16개의 영구치아가 위치하는 u자 모양의 구조물은?

정답 : **1.** 2 **2.** 6 **3.** 1

정답

(1) Alveolar process(이틀돌기; 치조돌기)
(2) Apical foramen(치아뿌리 끝구멍; 치근첨공)
(3) Cementum(시멘트질)
(4) Crown of tooth(치아머리)
(5) Dentin(상아질)
(6) Enamel(사기질; 법랑질)
(7) Gingiva(잇몸)
(8) Neck of tooth(치아목; 치경)
(9) Periodontal ligament(치주인대)
(10) Root canal(치아뿌리관; 근관)
(11) Root of tooth(치아뿌리; 치근)
(12) Vessel and nerve(혈관과 신경)

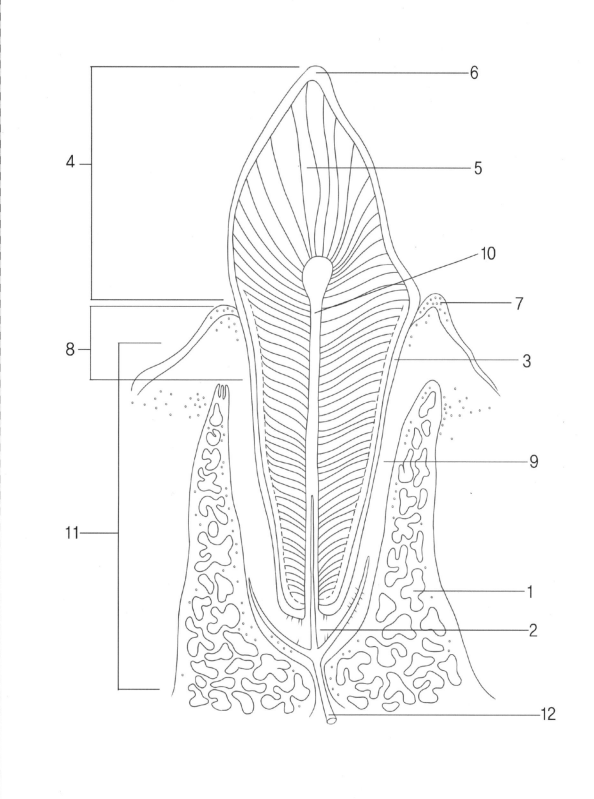

74

배골반 안
Abdominal cavity

다음 그림에서 질문에 맞는 답의 번호를 기입하시오.

1) 인체에서 볼수 있는 3종류의 커다란 조직으로서 감염시 볼거리와 같은 질환을 초래하는 것은?

2) 샘창자, 빈창자 및 돌창자로 되어 있으며 주로 영양분을 흡수하는 곳은?

3) 근육성 속빈장기로 3개의 잘록부위를 가지고 있으며 위는 가로무늬근으로 중간은 민무늬근과 가로무늬근으로 아래는 민무늬근육으로 구성되어 있는 것은?

정답 : **1.** 9   **2.** 10   **3.** 2

정답

(1) Anus(항문)

(2) Esophagus(식도)

(3) Gallbladder(쓸개; 담낭)

(4) Large intestine(큰창자; 대장)

(5) Liver(간)

(6) Mouth(입)

(7) Pancreas(이자; 췌장)

(8) Pharynx(인두)

(9) Salivary glands(침샘)

(10) Small intestine(작은창자; 소장)

(11) Stomach(위)

(12) Tongue(혀)

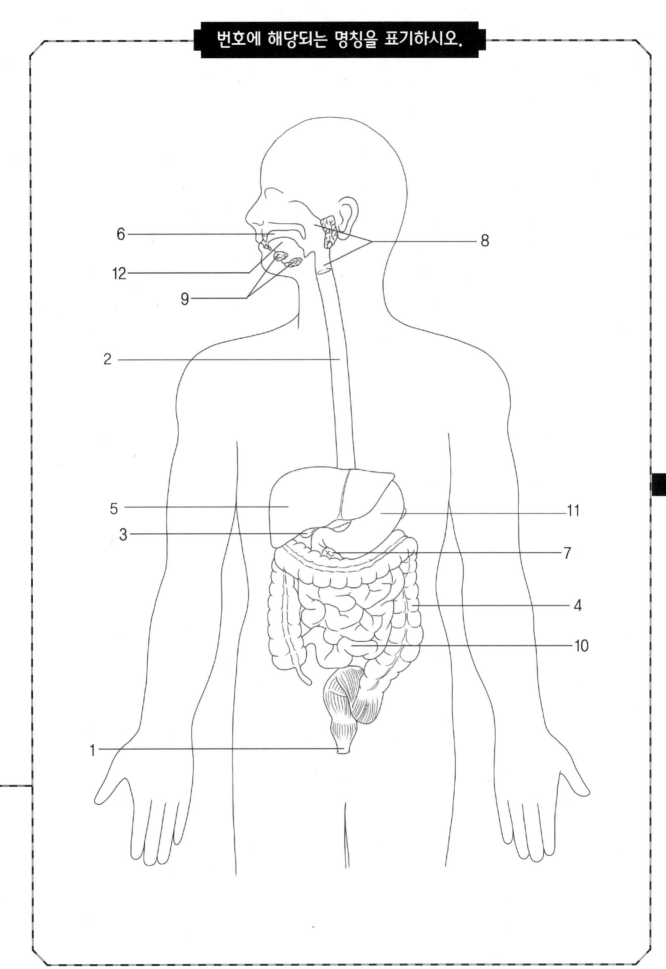

제 9 장 소 화 계 통

75

작은창자의 조직학
Histology of the small intestine

다음 그림에서 질문에 맞는 답의 번호를 기입하시오.

1) 느슨한 결합조직으로 되어 있으며 특히 샘창자의 상부에서는 샘창자샘이 위치하고 있는 작은 창자의 층은?

2) 작은창자 융모의 중간에 위치하고 있으며 림프관이 시작하는 부분은?

3) 장융모를 이루고 있는 상피세포로 이 사이에는 술잔세포가 다수 위치하고 있는 것은?

정답 : 1. 11　2. 3　3. 10

정답

(1) Circular smooth muscle(돌림민무늬근; 윤상평활근)

(2) Intestinal villi(창자융모; 장융모)

(3) Lacteal vessel(유미관)

(4) Lymph follicle(림프소절; 림프여포)

(5) Loose connective tissue(성진결합조직; 소성 결합 조직)

(6) Longitudinal smooth muscle(세로민무늬근; 종측평 활근)

(7) Lamina propria(고유판; 고유층)

(8) Muscularis mucosa(점막내 근육)

(9) Serosa(장막)

(10) Simple columnar epithelium(단층원주상피)

(11) Submucosa(점막하층)

(12) Visceral peritoneum(내장쪽 복막; 장측복막)

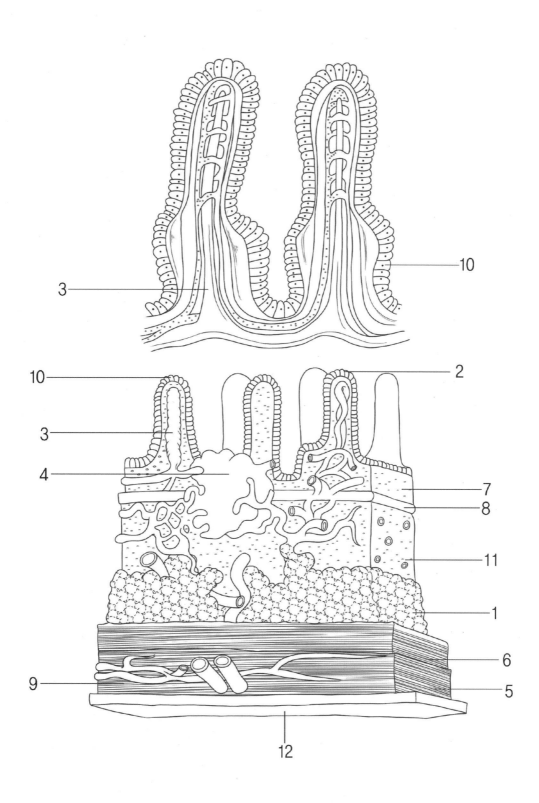

76 간
Liver

– 하면(Inferior view)

다음 그림에서 질문에 맞는 답의 번호를 기입하시오.

1) 간의 왼 · 오른엽을 구분하는 인대로 세모인대와 함께 배막에 속하는 것은?

2) 간에서 분비된 쓸개즙을 일시적으로 저장하며 간의 오른엽과 네모엽사이에 위치하고 있으며 지방의 소화를 도와주는 것은?

3) 육각형모양의 간조직의 중심에 위치하는 혈관으로서 간조직모세혈관의 배출구 역할을 하는 것은?

정답 : **1.** 8 **2.** 9 **3.** 5

정답

(1) Bile canaliculus(담세관)
(2) Bile duct(쓸개관; 담관)
(3) Branch of hepatic artery(간동맥가지)
(4) Branch of hepatic portal vein(간문맥가지)
(5) Central vein(중심정맥)
(6) Common bile duct(온쓸개관; 총담관)
(7) Cords of hepatic cells(간세포띠)
(8) Falciform ligament(낫인대; 겸상인대)
(9) Gall-bladder(쓸개; 담낭)
(10) Hepatic artery(간동맥)
(11) Hepatic portal vein(간문맥)
(12) Inferior vena cava(아래대정맥; 하대정맥)
(13) Left lobe(왼엽; 좌엽)
(14) Portal vein(문맥)
(15) Right lobe(오른엽; 우엽)
(16) Sinusoids(굴맥관)

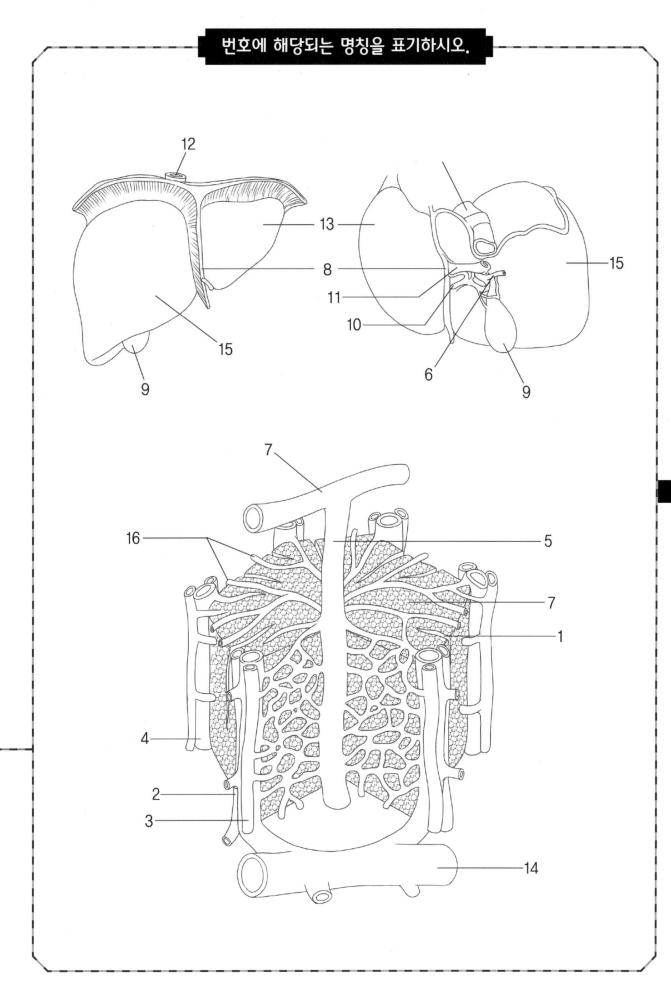

다음 그림에서 질문에 맞는 답의 번호를 기입하시오.

1) 소화기관에 위치하면서도 소화장기가 아닌 면역기관에 속하는 것은?

2) 온간관과 쓸개관이 합쳐서 형성된 것으로 큰샘창자 유두로 개구하는 것은?

3) 태생기때 오른간엽의 갑작스런 성숙으로 상승의 장애로 왼쪽과 오른쪽의 높낮이가 다르게 위치하는 것은?

정답 : 1. 15   2. 4   3. 10

인체해부학 실습

정답

(1) Adrenal(suprarenal) glands(콩팥위샘; 부신)

(2) Ampulla of vater(바터 팽대부)

(3) Celiac trunk(배골반안동맥; 복강동맥)

(4) Common bile duct(온쓸개관; 총담관)

(5) Cystic duct(쓸개관; 담낭관)

(6) Duodenum(샘창자; 십이지장)

(7) Gallbladder(쓸개; 담낭)

(8) Hepatic duct(간관)

(9) Hepatic portal vein(간문맥)

(10) Left kidney(좌측 콩팥; 신장)

(11) Liver section(간단면)

(12) Pancreatic duct(이자관; 췌장관)

(13) Pancreas(이자; 췌장)

(14) Right kidney(오른쪽 콩팥; 우측 신장)

(15) Spleen(지라; 비장)

(16) Superior mesenteric vessels(위창자간막혈관; 상장간막혈관)

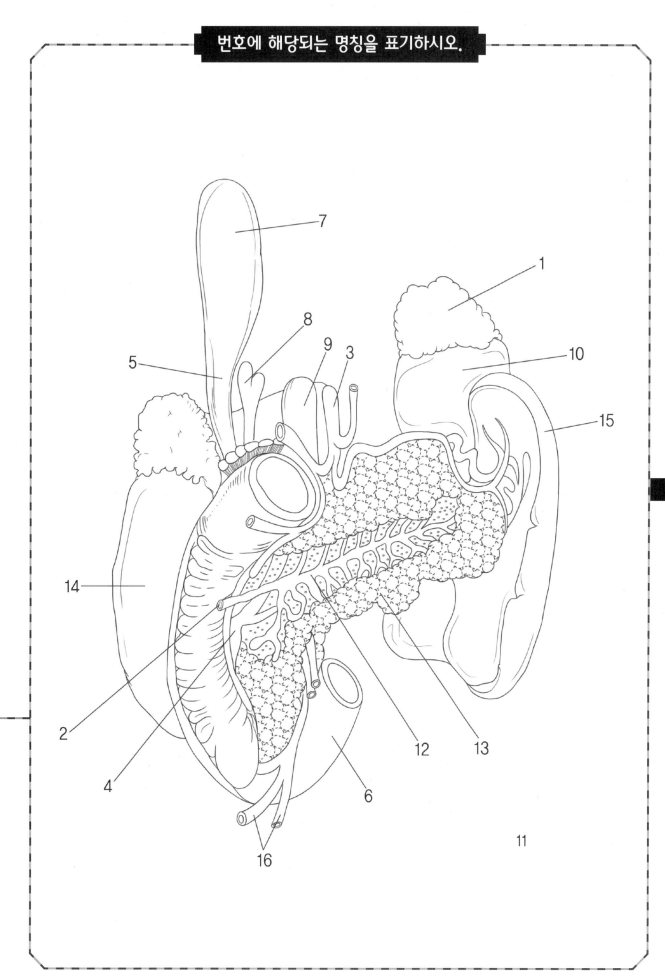

제10장

비뇨계통 Urinary system

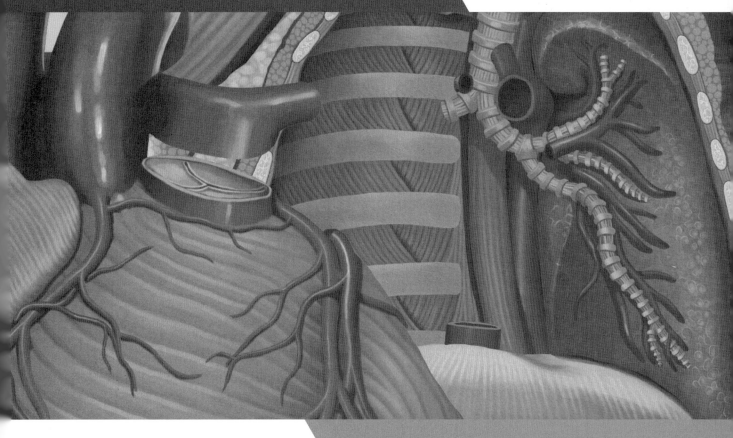

78

요로
Urinary tract

다음 그림에서 질문에 맞는 답의 번호를 기입하시오.

1) 엉덩근과 함께 엉덩허리근을 형성하는 근육으로 넙다리신경이 지배하는 것은?

2) 쌍으로 된 장기로 레닌에 의해 알도스테론을 분비하여 나트륨 농도를 조절하는 것은?

3) 성숙된 정자를 나르는 속빈장기로 부고환의 끝에서 시작하여 전립샘에서 정낭과 함께 사정관을 형성하는 것은?

정답 : **1.** 12 **2.** 1 **3.** 6

정답

⑴ Adrenal(or suprarenal) gland(콩팥위샘; 부신)
⑵ Aorta(대동맥)
⑶ Celiac trunk(복강동맥)
⑷ Common iliac artery & vein
(온엉덩 동&정맥; 총장골 동&정맥)
⑸ Diaphragm(가로막; 횡격막)
⑹ Duct deferens(정관)
⑺ Esophagus(식도)
⑻ Hepatic veins(간정맥)
⑼ Inferior vena cava(아래대정맥; 하대정맥)

⑽ Left kidney(왼쪽콩팥; 좌신장)
⑾ Left testicular vein(왼고환정맥; 좌고환정맥)
⑿ Psoas major muscle(큰허리근; 대요근)
⒀ Quadratus lumborum muscle(허리네모근; 요방형근)
⒁ Renal vein(콩팥정맥; 신정맥)
⒂ Right testicular vein(오른고환정맥;우고환정맥)
⒃ Transverse abdominis muscle(배가로근; 복횡근)
⒄ Urinary bladder(방광)
⒅ Ureter(요관)

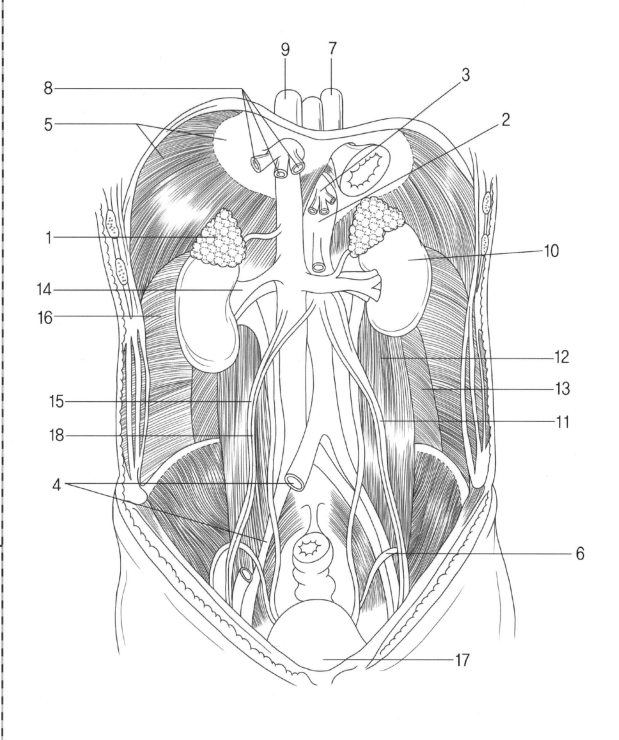

79

콩팥
Kidney

다음 그림에서 질문에 맞는 답의 번호를 기입하시오.

1) 콩팥깔대기에 위치하는 2-3개의 술잔모양의 구조로 오줌을 모아 요관으로 보내는 곳은?

2) 토리주머니로 싸인 구불구불한 세동맥덩어리로 되어 있으며 콩팥소체를 형성하는 것은?

3) 콩팥동맥이 구역동맥과 엽동맥으로 되며 이는 다시 엽사이 동맥이 되는데 여기서 분지되는 동맥은?

정답 : 1. 15　　**2.** 8　　**3.** 2

인체해부학 실습

정답

(1) Afferent arteriole(들토리세동맥; 수입소동맥)

(2) Arcuate artery(활꼴동맥; 궁상동맥)

(3) Arcuate vein(활꼴정맥; 궁상정맥)

(4) Bowman's capsule(보우만주머니)

(5) Collecting duct(집합세관; 수집관)

(6) Distal convoluted tubule(먼쪽 곱슬세관; 원위곡세뇨관)

(7) Efferent arteriole(날토리세동맥; 수출소동맥)

(8) Glomerulus(토리; 사구체)

(9) Interlobar artery(엽사이동맥; 엽간동맥)

(10) Interlobular artery(소엽사이동맥; 소엽간동맥)

(11) Interlobar vein(엽사이정맥; 엽간정맥)

(12) Interlobular vein(소엽사이정맥; 소엽간정맥)

(13) Loop of henle(콩팥세관고리; 헨레고리)

(14) Minor calyx(작은콩팥잔; 소신배)

(15) Major calyx(큰콩팥잔; 대신배)

(16) Proximal convoluted tubule(토리쪽곱슬세관; 근위곡세뇨관)

(17) Papillary duct(젖꼭지관; 유두관)

(18) Peritubular capillaries(관주위모세혈관; 세뇨관주위모세혈관)

(19) Podocytes(발세포; 족세포)

(20) Renal artery(콩팥동맥; 신동맥)

(21) Renal capsule(콩팥피막; 신장피막)

(22) Renal cortex(콩팥겉질; 신피질)

(23) Renal medulla(콩팥속질; 신수질)

(24) Renal pyramids(콩팥피라미드; 신추체)

(25) Renal vein(콩팥정맥; 신정맥)

(26) Ureter(요관)

(27) Urinary space(요간격; 요공간)

(28) Urinary pole(요세관극; 요관극)

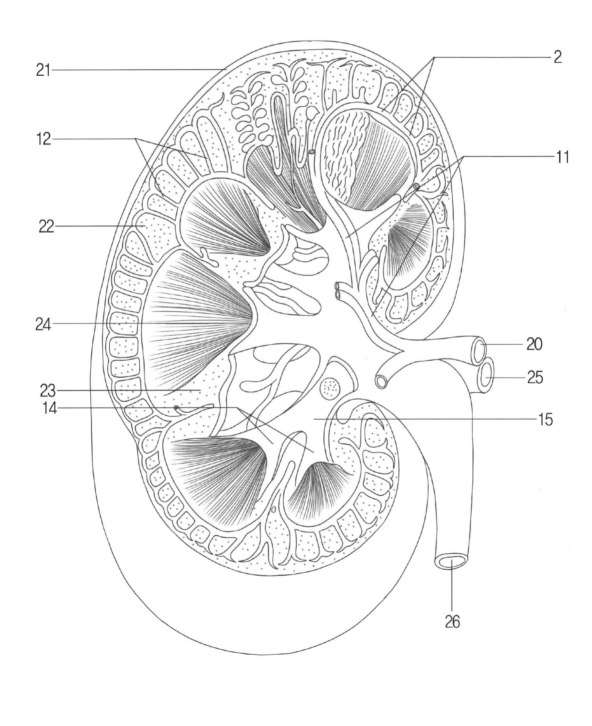

21

2

12

11

22

24

20

25

23

14

15

26

1

7

6

8

19

27

28

16

인체해부학 실습

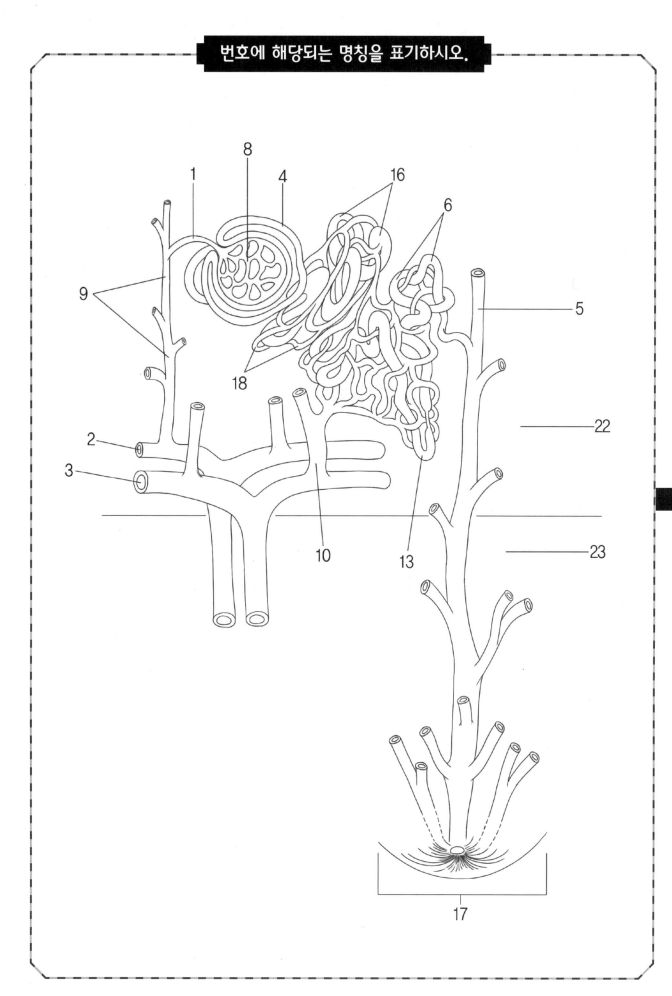

제11장

생식계통 Reproductive system

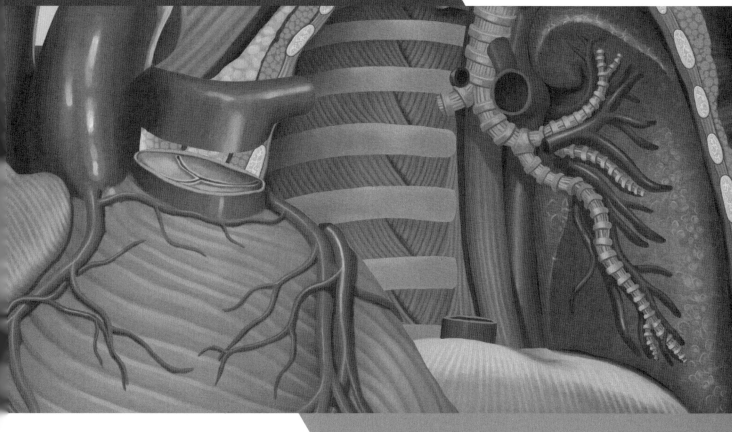

남성 골반
Male pelvis

다음 그림에서 질문에 맞는 답의 번호를 기입하시오.

1) 남성만이 가지고 있는 부생식선으로 밤꽃냄새의 물질을 분비하는 기관은?

2) 요도가 전립샘을 지나는 부위는?

3) 항문에 위치하는 불수의근인 평활근으로 되어 있으며 항문을 수축시켜 배변을 도와주는 것은?

정답 : **1.** 9 　 **2.** 10 　 **3.** 8

정답

(1) Anal canal(항문관)

(2) Bulbourethral glands(망울요도샘; 구요도선)

(3) Corpus cavernosum(음경해면체)

(4) Corpus spongiosum(요도해면체)

(5) Deferent duct(정관)

(6) Ejaculatory duct(사정관)

(7) Epididymis(부고환)

(8) External anal sphincter(바깥항문조임근; 외항문괄약근)

(9) Prostate gland(전립샘; 전립선)

(10) Prostatic urethra(전립샘요도; 전립선요도)

(11) Pubic symphysis(두덩결합; 치골결합)

(12) Scrotum(음낭)

(13) Seminal vesicle(정낭)

(14) Sigmoid colon(구불창자; S상결장)

(15) Testis(고환)

(16) Ureter(요관)

(17) Urinary bladder(방광)

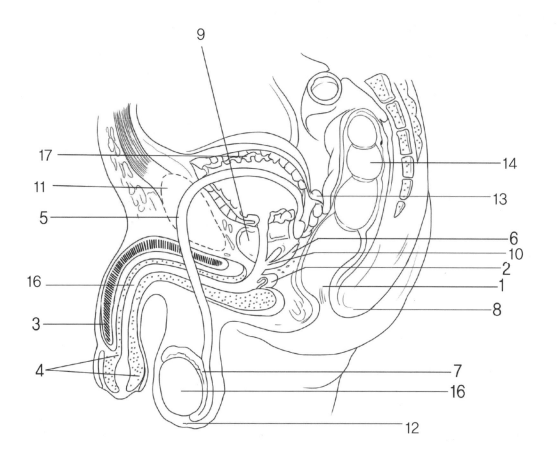

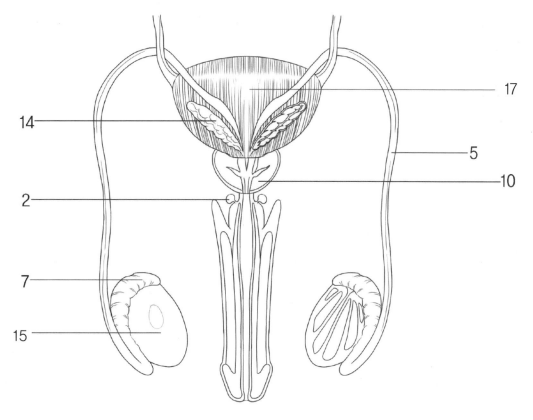

고환의 조직학
Histology of the testis

다음 그림에서 질문에 맞는 답의 번호를 기입하시오.

1) 정조세포를 지지하며 제 1차 정모세포로 성숙되도록 도와주는 세포는?

2) 정세관의 사이질에 위치하며 남성호르몬인 테스토스테론을 분비하는 세포는?

3) 발생3주초에 난황주머니에 나타나 발생중인 남성의 생식선에 도달하여 형성된 세포는?

인체해부학 실습

정답 : 1. 11   2. 6   3. 10

정답

(1) Basal lamina(바닥판)

(2) Blood vessels(맥관; 혈관)

(3) Developing spermatozoa(정자발달)

(4) Mature spermatozoa(성숙정자)

(5) Lumen of the seminiferous tubule(곱슬세관의 관강; 정세관의 관강)

(6) Interstitial cells ; leydig(사이질세포; 레이디그 세포)

(7) Primary spermatocytes(1차 정모세포)

(8) Secondary spermatocytes(2차 정모세포)

(9) Spermatids(정자세포)

(10) Spermatogonia(정조세포)

(11) Sertoli cell nucleus(세르톨리세포 핵)

(12) Sertoli cell cytoplasm(세르톨리세포 세포질)

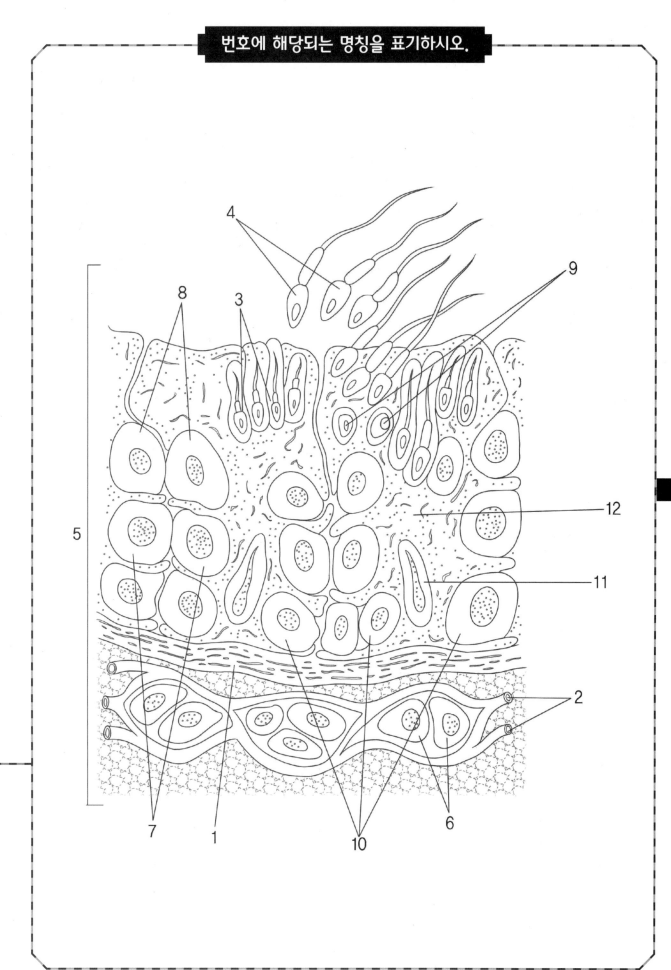

2 샅굴부위
Inguinal region

다음 그림에서 질문에 맞는 답의 번호를 기입하시오.

1) 서혜부와 대퇴부를 경계하며 넙다리 삼각을 형성하는 것은?

2) 고환에서 형성된 정자를 성숙시키며 이의 관을 형성하는 상피주위에는 민무늬근육이 위치하고 있는 것은?

3) 고환위끝에서 샅고랑 안쪽끝까지 위치하는 끈모양의 조직으로 신경을 비롯한 혈관 및 정관으로 구성되어 있는 것은?

정답 : 1. 6   2. 4   3. 8

정답

(1) Abdominal muscles(배근육; 복근)
(2) Deep inguinal Ring(깊은샅굴구멍; 심서혜륜)
(3) Deferent duct(정관)
(4) Epididymis(부고환)
(5) Femoral artery and vein(넙다리동맥과 정맥; 대퇴
    동맥과 정맥)

(6) Inguinal ligament(샅고랑인대; 서혜인대)
(7) Parietal peritoneum(벽쪽복막; 벽측복막)
(8) Spermatic cord(정삭)
(9) Superficial inguinal Ring(얕은샅굴구멍; 천서혜륜)
(10) Testis(고환)
(11) Transversalis fascia(배가로근막;

인체해부학 실습

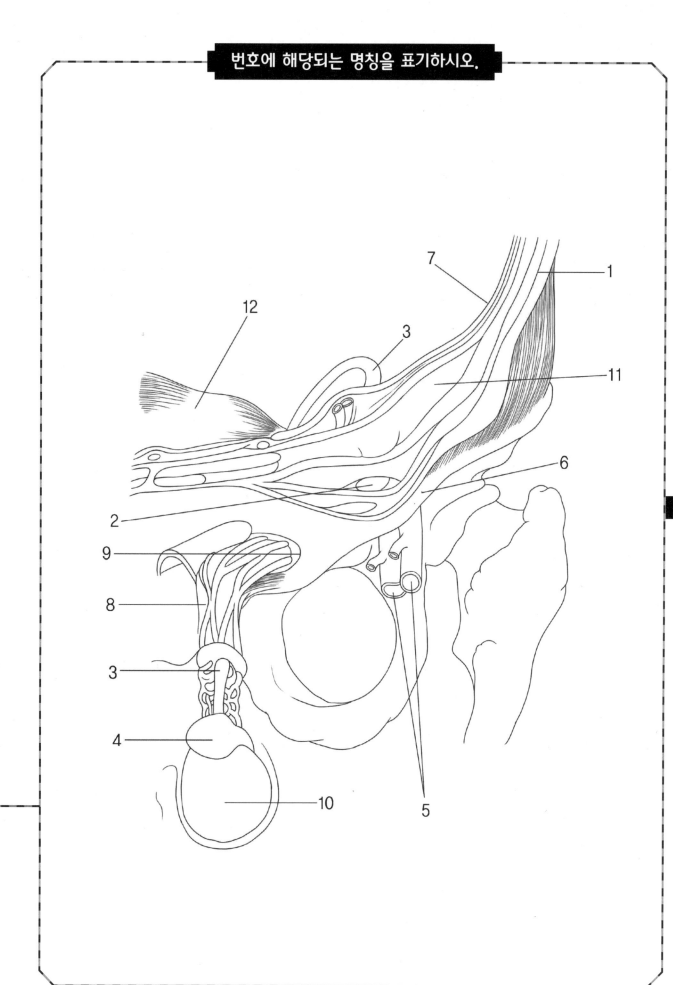

남성 외부생식기
External male genitalia

다음 그림에서 질문에 맞는 답의 번호를 기입하시오.

1) 1개의 요도해면체와 같이 음경의 해면체를 구성하여 음경사이막에 의하여 불완전하게 분리되어 있는 것은?

2) 음경의 앞끝을 감싸고 있는 얇은 피부주름으로 성인에서 귀두를 싸고 있어 포경을 유발하는 것은?

3) 전립샘 위쪽에 위치하는 일종의 주머니로서 황색을 띤 정액을 분비하며 과당을 포함하고 있어 정자의 운동을 도와주는 것은?

정답 : 1. 3   2. 13   3. 14

인체해부학 실습

정답

(1) Blood vessels(혈관)

(2) Bulbourethral gland(망울요도샘; 망울요도선)

(3) Corpus cavernosum(음경해면체)

(4) Corpus spongiosum(요도해면체)

(5) Deferent duct(정관)

(6) Ejaculatory duct(사정관)

(7) Epididymis(부고환)

(8) External urethral orifice(바깥요도구멍; 외요도구)

(9) Fascia of penis(음경 근막)

(10) Glans penis(음경귀두)

(11) Prostate gland(전립샘)

(12) Penis(음경)

(13) Prepuce(음경꺼풀)

(14) Seminal vesicle(정낭)

(15) Shaft(몸통; 체)

(16) Skin(피부)

(17) Testis(고환)

(18) Urethra(요도)

(19) Ureter(요관)

(20) Urinary bladder(방광)

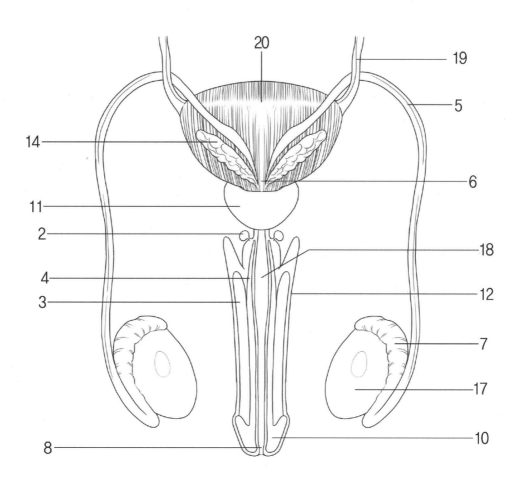

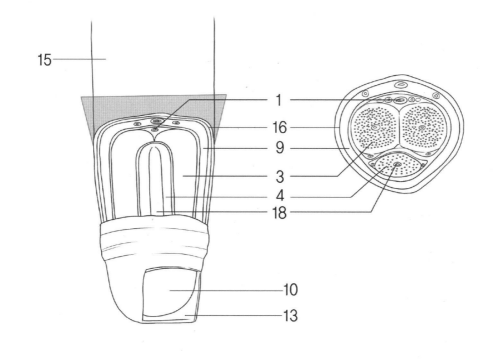

84 여성 골반
Female pelvis

다음 그림에서 질문에 맞는 답의 번호를 기입하시오.

1) 여성에서 남성의 음경에 해당되며 성적 민감성이 가장 큰 구조물은?

2) 정자와 난자가 수정되는 팽대부가 있으며 거의 자궁외 임신이 매우 빈번한 곳은?

3) 벽은 속막.근육층.바깥막의 3층으로 구성되며 속막의 점막은 혈관과 샘이 풍부한 샘상피로 되어 있는 것은?

정답 : **1.** 3 **2.** 16 **3.** 17

정답

(1) Broad ligament(넓은 인대; 광인대)
(2) Cervix(자궁목; 경)
(3) Clitoris(음핵)
(4) External anal sphincter(바깥항문조임근; 외항문괄약근)
(5) Labia minora(소음순)
(6) Labia majora(대음순)
(7) Ovary(난소)
(8) Ovarian ligament(난소인대)
(9) Perineal body(샅힘줄중심; 송과체)
(10) Pubic symphysis(두덩결합; 치골결합)
(11) Rectum(곧창자; 직장)
(12) Round ligament(자궁원인대; 원삭)
(13) Ureter(요관)
(14) Urethral opening(요도개구)
(15) Urinary bladder(방광)
(16) Uterine tube(난관)
(17) Uterus(자궁)
(18) Vagina(질)

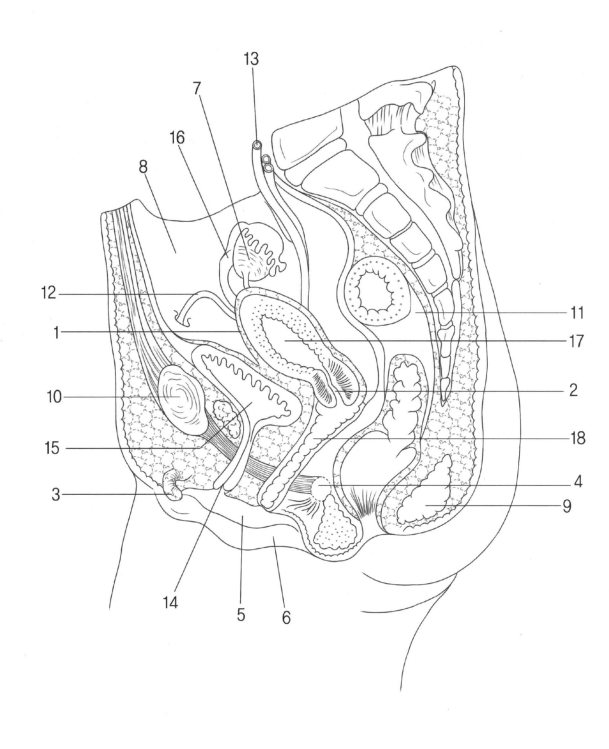

85 난소 관련 구조

Structures related to the ovary

다음 그림에서 질문에 맞는 답의 번호를 기입하시오.

1) 자궁에서 일부가 질속에 위치하여 질부분이라고도 부르며 바닥, 몸통과 같이 자궁을 구성하는 것은?

2) 배란시 배란된 난자를 자궁관으로 유도하는 난관부위는?

3) 성숙한 여성에서 한달에 1개씩 성숙난자를 배출하는 곳은?

정답 : **1.** 4 **2.** 7 **3.** 8

정답

(1) Ampulla of the uterus(자궁팽대)
(2) Body of the uterus(자궁몸; 자궁체)
(3) Broad ligament(넓은인대; 광인대)
(4) Cervix of the uterus(자궁목)
(5) Epoophoron(난소위체; 난소상체)
(6) Fundus of the uterus(자궁바닥; 자궁저)
(7) Fimbriae of the uterine tube(자궁관술)
(8) Ovary(난소)
(9) Ovarian ligament(난소 인대)
(10) Round ligament(자궁원인대; 간원삭)
(11) Suspensory ligament(걸이인대; 제인대)
(12) Uterine artery and vein(자궁 동맥과 정맥)
(13) Uterine tube(

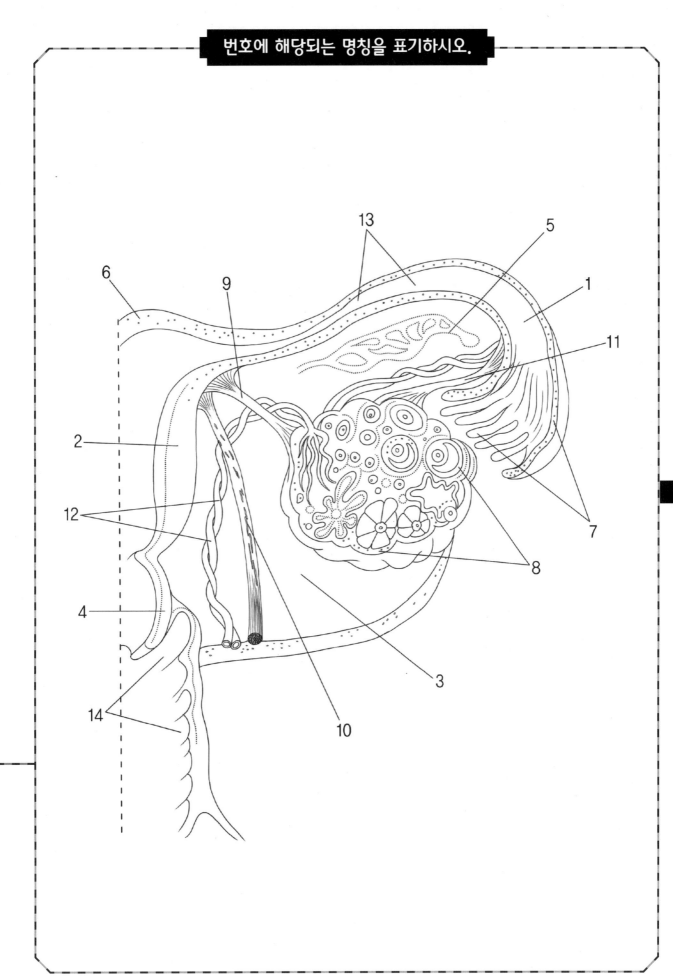

난소의 조직학
Histology of the ovary

다음 그림에서 질문에 맞는 답의 번호를 기입하시오.

1) 배란된 난자의 밖을 싸서 수소결합에 의해 세포들이 위치하고 있는 관문은?

2) 배란되는 2차 난모세포를 가지고 있는 성숙난포를 일컫는 말은?

3) 배란후 성숙난포세포들이 노란색으로 변하여 프로게스테론은 분비하는 것은?

정답 : **1.** 1　　**2.** 8　　**3.** 2

정답

(1) Corona radiata(부챗살; 방사관)
(2) Corpus luteum(황체)
(3) Degenerating corpus luteum(퇴화하는 황색체(백색체))
(4) Degenerating follicle(퇴화하는 난포)
(5) Fertilization(수정)
(6) Follicle cells(난포세포들)
(7) Follicle cavity (antrum)(난포공간(난포방))
(8) Graafian follicle(그라피안난포; 성숙난포)
(9) Ovulation(oocyte released)(배란(난모세포배출))
(10) Primary oocyte(일차난모세포)
(11) Primordial Follicle(원시난포)
(12) Primary follicle(single layer)(일차난포(단층))
(13) Primary follicle(multiple layers)(일차난포(중층))
(14) Secondary follicle(이차난포)
(15) Secondary oocyte(이차난모세포)
(16) Uterine tube(자궁관)
(17) Zona pellucidum(투명대)

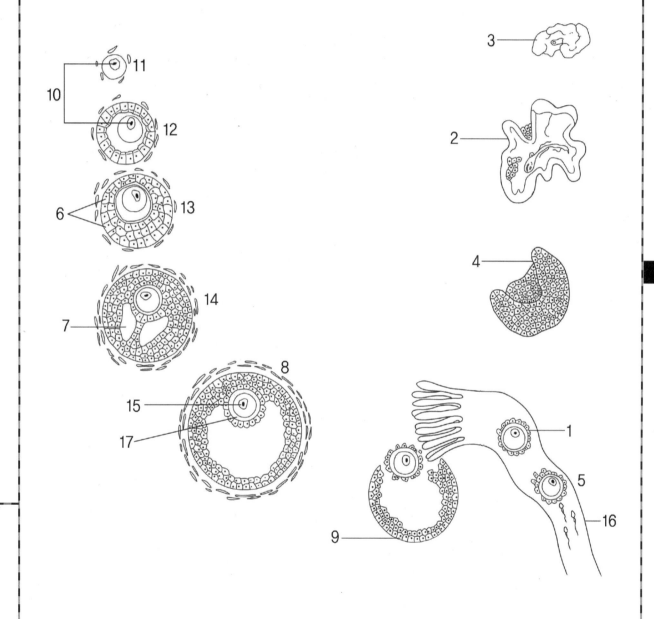

여성의 샅
Female perineum

다음 그림에서 질문에 맞는 답의 번호를 기입하시오.

1) 남성의 요도방울샘과 상동기관으로 황색소체로서 점액을 분비하는 것은?

2) 비뇨생식삼각에 위치하는 근육으로 왼.오른쪽 두덩뼈사이에 걸쳐 있는 것은?

3) 꼬리근 및 바깥항문조임근과 같이 항문삼각에 위치하는 근육으로 일부는 항문에 일부는 꼬리뼈에 부착하는 것은?

인체해부학 실습

정답 : **1.** 2   **2.** 11   **3.** 9

정답

(1) Anus(항문)

(2) Bartholin's gland(큰질어귀샘)

(3) Bulbospongiosus muscle(망울해면체근)

(4) Clitoris(음핵)

(5) Coccyx(꼬리뼈; 미골)

(6) Gluteus maximus muscle(큰볼기근; 대둔근)

(7) Ischial tuberosity(궁둥뼈결절; 좌골조면)

(8) Ischiocavernosus muscle(궁둥해면체근; 좌골해면체근)

(9) Levator ani muscle(항문올림근; 항문거근)

(10) Perineal body(샅힘줄중심; 회음체)

(11) Superficial transverse perineal muscle(샅가로근; 표재회음횡근)

(12) Urethra(요도)

(13) Vaginal entrance(질입구)

(14) Vestibular bulbs(질어귀망울; 질전정구)

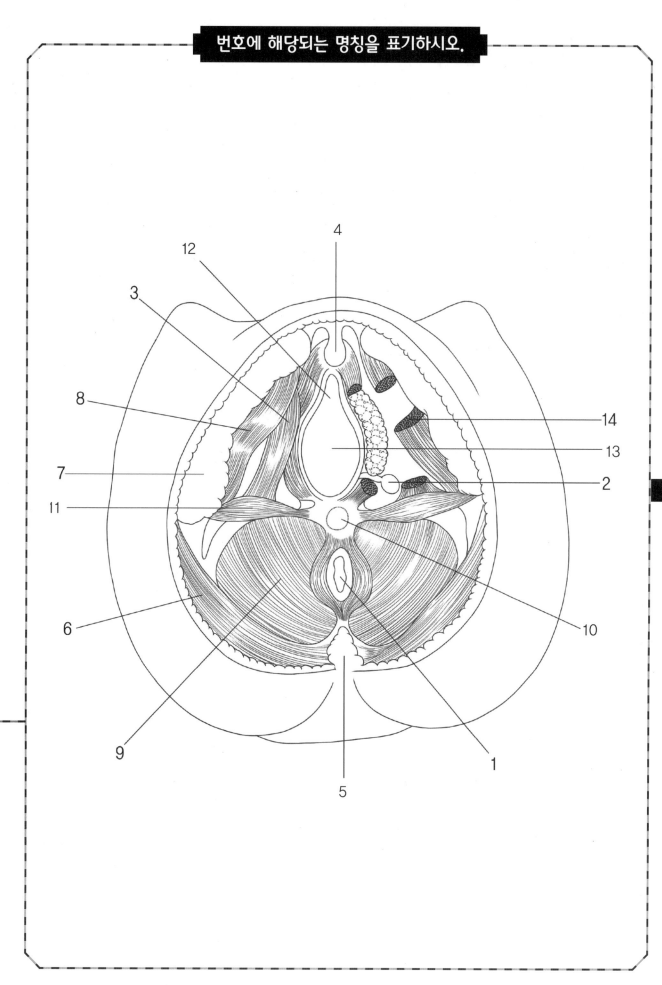

88 여성 외부 생식기

External female genitalia

다음 그림에서 질문에 맞는 답의 번호를 기입하시오.

1) 처녀를 상징하는 막구조로써 폐쇄시에는 복통을 유발하기도 하며 외상에 약한 것은?

2) 여성의 바깥생식기의 일부를 형성하며 요도와 질구를 덮고 있는 구조물은?

3) 여성의 외부생식기의 일부 부위로 음모가 위치하는 곳은?

정답 : **1.** 4 **2.** 6 **3.** 7

정답

(1) Anus(항문)
(2) Frenulum of clitoridis(음핵꺼풀주름띠; 음핵소대)
(3) Glans of clitoris(음핵귀두)
(4) Hymen(처녀막)
(5) Labia majora(대음순)
(6) Labia minora(소음순)
(7) Mons pubis(불두덩; 치구)
(8) Prepuce of clitoris(음핵꺼풀; 음핵포피)
(9) Urethral opening(요도구멍)
(10) Vaginal entrance(질입구)

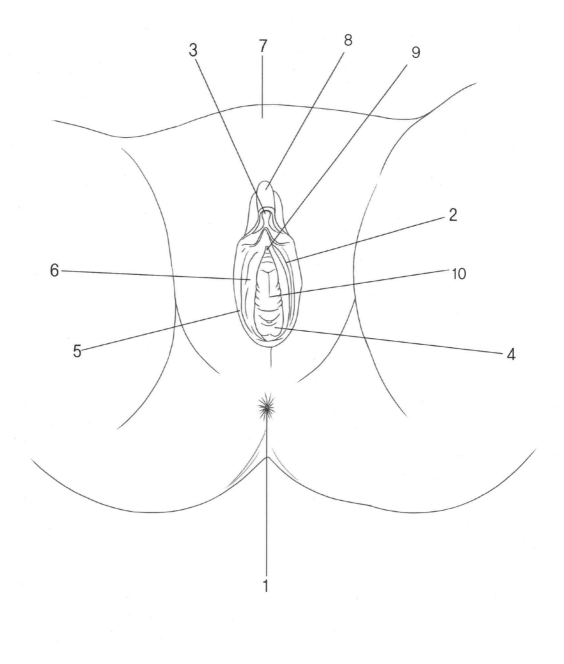

다음 그림에서 질문에 맞는 답의 번호를 기입하시오.

1) 중앙에 젖꼭지가 위치하고 있으며 수유시에 멜라닌 색소침착이 심한 부위는?

2) 15-20개 정도로 형성된 구조물로 이 속에는 젖샘꽈리샘이 위치하고 있는 것은?

3) 1-8 갈비뼈 가쪽에서 일어나 톱니모양의 근육으로 긴 가슴신경이 지배하는 근육은?

정답 : 1. 2   2. 3   3. 8

인체해부학 실습

정답

(1) Adipose tissue(지방조직)

(2) Areola(젖꽃판; 유륜)

(3) Glandular lobules(샘소엽; 선소엽)

(4) Lactiferous ducts(젖샘관; 유관)

(5) Lactiferous sinuses(젖샘관팽대; 유관팽대)

(6) Nipple(젖꼭지; 유두)

(7) Pectoralis major muscle(큰가슴근; 대흉근)

(8) Serratus anterior muscle(앞톱니근; 전거근)

(9) Suspensory ligaments(젖샘걸이인대; 제인대)

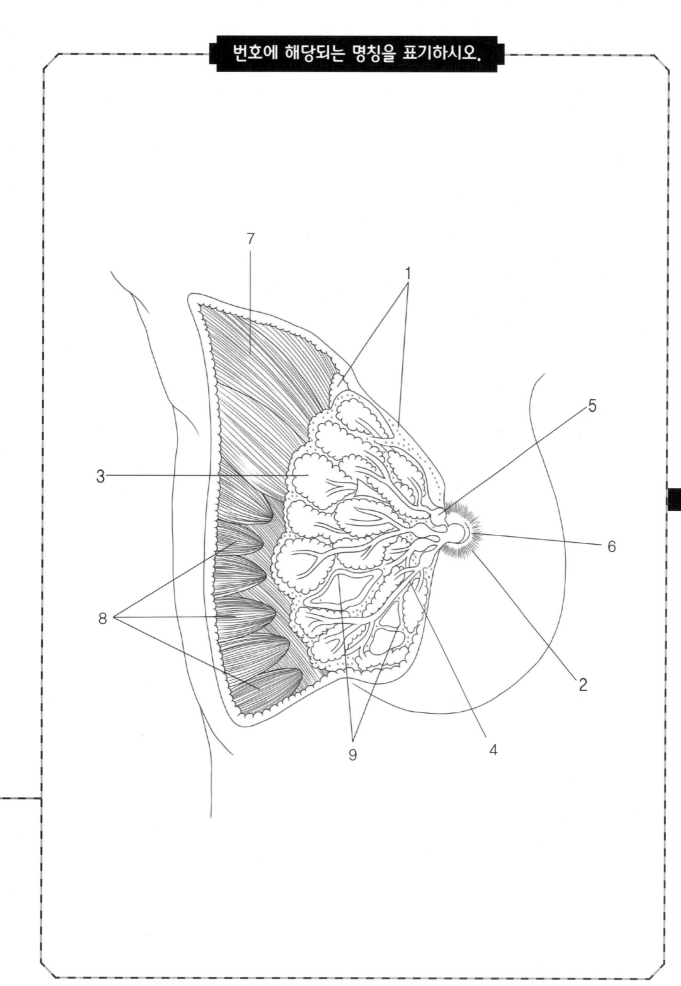

제12장

내분비계통 Endocrine system

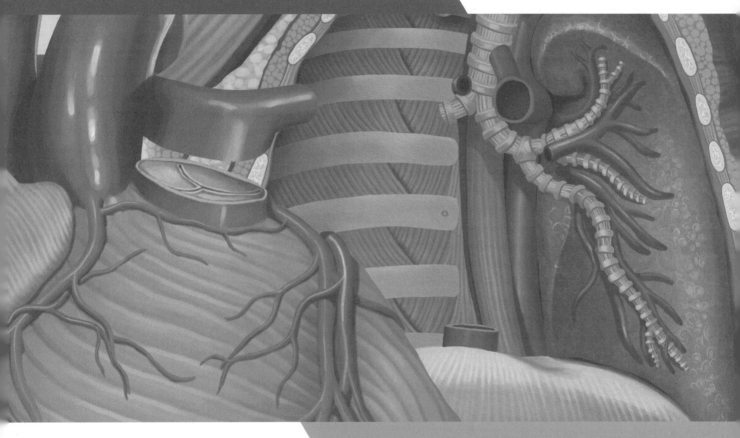

90

내분비샘
Endocrine gland

다음 그림에서 질문에 맞는 답의 번호를 기입하시오.

1) 일명 샘하수체라고도 부르며 성장호르몬을 비롯한 다양한 호르몬을 분비하는 곳은?

2) 티모신을 분비하여 T세포의 성장을 촉진 시키며 사춘기때 가장 크고 이후에는 점점 축소되는 장기는?

3) 칼시토닌을 분비하여 혈중 칼슘과 인산염 수치를 낮추는 기능을 가지고 있는 것은?

정답 : **1.** 2   **2.** 13   **3.** 14

인체해부학 실습

정답

⑴ Adrenal glands(부신)

⑵ Anterior lobe(앞엽; 전엽)

⑶ Hypothalamus(시상하부)

⑷ Infundibulum(깔때기; 누두)

⑸ Ovary(난소)

⑹ Pancreas(췌장)

⑺ Parathyroid glands(부갑상샘; 부갑상선)

⑻ Pineal gland(솔방울샘; 송과선)

⑼ Pituitary gland(뇌하수체)

⑽ Posterior lobe(뒤엽; 후엽)

⑾ Sella turcica of sphenoid bone(나비뼈의 안장; 접형골의 터키안)

⑿ Testes(고환)

⒀ Thymus gland(가슴샘; 흉선)

⒁ Thyroid gland(갑상샘; 갑상선)

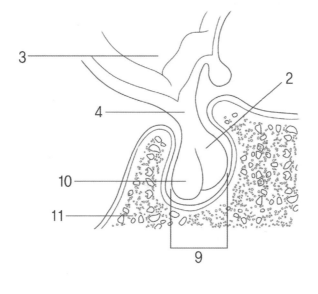

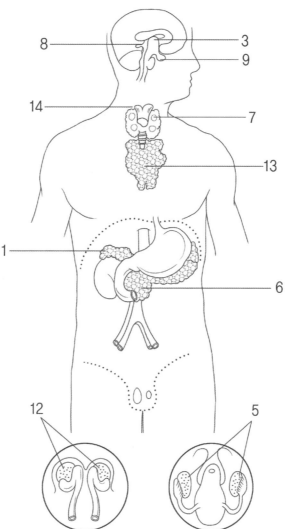

91

갑상샘의 조직학
Histology of the thyroid gland

다음 그림에서 질문에 맞는 답의 번호를 기입하시오.

1) 티톡신을 비롯한 삼요오드티로닌을 분비하여 기초 신진대사율을 조절하는 세포는?

2) 혈중 칼슘농도를 낮추며 뼈성장을 도와주는 갑상샘에 위치하는 세포는?

인체해부학 실습

3) 림프관이 실타래처럼 꼬여 있는 상태의 구조물은?

정답 : 1. 5   2. 8   3. 7

정답

(1) Active columnar follicle cells(활동성 기둥소포세포; 활동성 원주여포세포)

(2) Capillary bed(모세혈관상; 모세혈관계)

(3) Colloid(교질)

(4) Connective tissue septa(결합조직 중격)

(5) Follicular cells(소포세포; 여포세포)

(6) Inactive cuboidal follicle cells(불활동성 주사위 소포세포; 불활동성 입방여포세포)

(7) Lymphatic plexus(림프관 얼기; 림프총)

(8) Parafollicular cells(소포곁세포; 부여포세포)

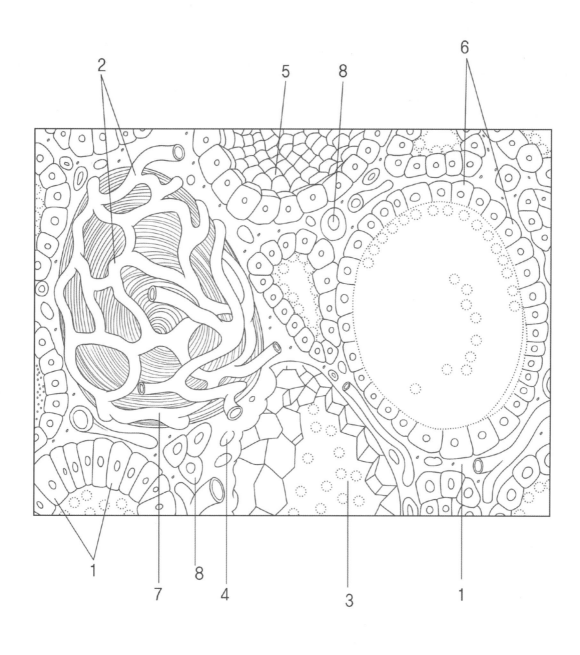

92

이자의 조직학
Histology of the pancreas

다음 그림에서 질문에 맞는 답의 번호를 기입하시오.

1) 이자의 꼬리부위에 많이 위치하고 있으며 인슐린과 같은 호르몬을 분비하는 곳은?

2) 이자의 외분비샘에 해당되는 순장액샘으로 잘 발달된 과립세포질그물을 가지고 있는 세포는?

3) 이자의 소포사이에서 모세혈관이 치밀하게 배열된 상태를 무엇이라 부르는가?

정답 : **1.** 8   **2.** 1   **3.** 3

인체해부학 실습

정답

(1) Acinar cells(샘꽈리 세포; 선세포)

(2) Acini(소포; 선포)

(3) Capillary beds(모세혈관계; 모세혈관상)

(4) Centro-acinar cells(샘꽈리중심세포; 중심포상세포)

(5) Connective tissue septa(결합조직 중격)

(6) Intercalated ducts(사이관; 개재관)

(7) Intralobular ducts(소엽속관; 소엽내관)

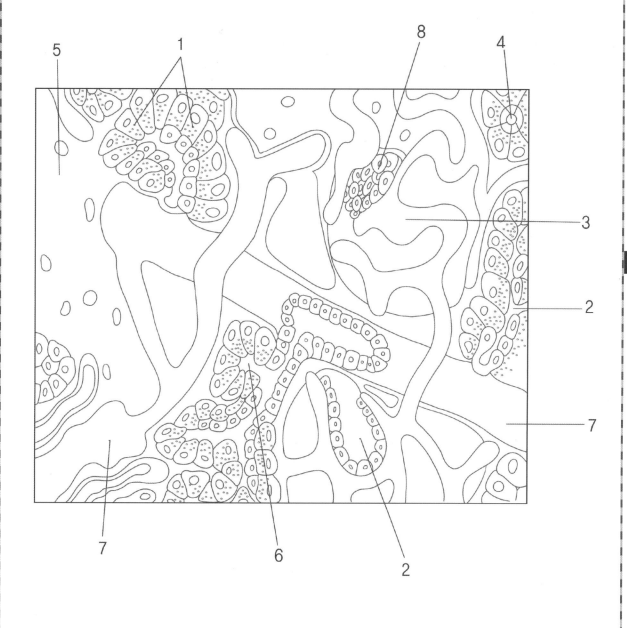

사람해부학실습

초판 인쇄 2020년 6월 10일
초판 발행 2020년 6월 15일

펴낸이　진수진
펴낸곳　메디컬스타

주소　경기도 고양시 일산서구 대산로 53
출판등록　2013년 5월 30일 제2013-000078호
전화　031-911-3416
팩스　031-911-3417
전자우편　meko7@paran.com